颈肩腰腿痛推拿按摩

主　编

郭　力

副主编

朱炜楷

编著者

马宇航	白雅君	孙学良	何青锋	张蓉蓉
李　娟	李鸿斌	胡　畔	赵明智	崔　悦
	曹宝柱	黄　晋	潘　岩	

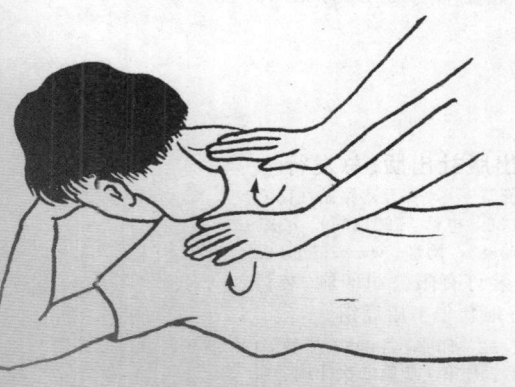

金盾出版社

内容提要

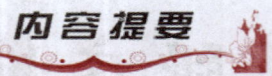

本书简要介绍了颈部、肩部、腰部、腿部疾病的病因，临床表现，诊断要点等基础知识；详细介绍了其部位疾病的治疗方法，包括按法、揉法、捏法、拿法、滚法、拍打法、摇腰法、抖法、运拉法、理筋法等方法。其内容科学实用，深入浅出，集知识性、科学性于一体，适合广大颈部、肩部、腰部、腿部疾病患者及大众阅读。

图书在版编目(CIP)数据

颈肩腰腿痛推拿按摩/郭　力主编.—北京：金盾出版社，2016.6(2019.2重印)
ISBN 978-7-5186-0732-7

Ⅰ.①颈… Ⅱ.①郭… Ⅲ.①颈肩痛—按摩疗法(中医)②腰腿痛—按摩疗法(中医)　Ⅳ.①R244.1

中国版本图书馆 CIP 数据核字(2016)第 006197 号

金盾出版社出版、总发行
北京太平路5号(地铁万寿路站往南)
邮政编码：100036　电话：68214039　83219215
传真：68276683　网址：www.jdcbs.cn
双峰印刷装订有限公司印刷、装订
各地新华书店经销

开本：850×1168 1/32　印张：6.625　字数：138千字
2019年2月第1版第3次印刷
印数：6 001～9 000 册　定价：24.00 元

(凡购买金盾出版社的图书，如有缺页、倒页、脱页者，本社发行部负责调换)

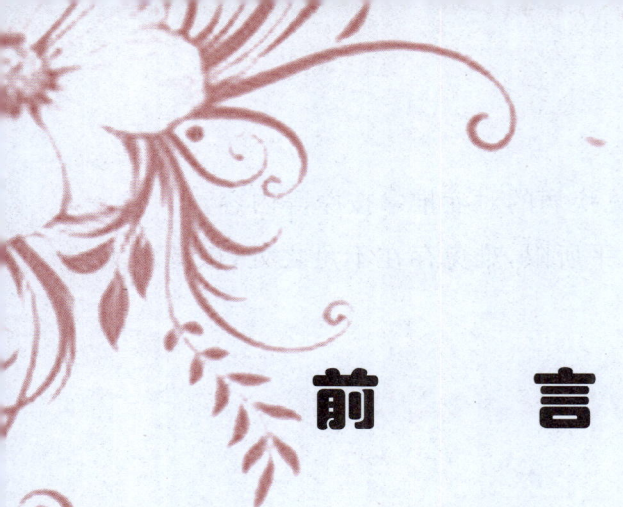

前　　言

　　推拿又称"按摩",但人们习惯称为推拿按摩。这种治疗方法是以中医的脏腑、经络学说为理论基础,并结合西医的解剖和病理诊断,在人体体表的特定部位施以各种手法,来调节人体生理、病理状态,达到治疗疾病的方法。从本质上说,它是一种物理的治疗方法。

　　颈、肩、腰、腿承担着支撑体重和协调身体动作的重要功能,不良的生活方式或活动不当等,都会造成颈、肩、腰、腿相应肌肉和骨骼的损伤,其中以慢性损伤为多见。人人都希望健康,拥有健康需要有医学知识的储备,为普及医学知识、增强自我保健意识、提供家庭保健指导,我们编写了《颈肩腰腿痛推拿按摩》一书,献给广大的颈、肩、腰、腿痛患者,希望能成为他们的良师益友。

　　两千多年来,推拿按摩治疗颈肩腰腿痛已经取得了较为满意的临床疗效。本书详细介绍了颈肩腰腿痛推拿按摩的基础知识、按摩手法、按摩穴位,以及颈部、肩部、腰背部、腿部常见疾病的对症推拿按摩等内容。

由于编者水平所限,难免存在不足之处,敬请广大读者批评指正。

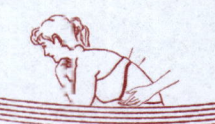

目 录

一、颈肩腰腿痛按摩基础知识

(一)造成颈肩腰腿痛的原因 …………………… (1)
(二)学会辨别疼痛原因 …………………………… (3)
(三)按摩对颈肩腰腿痛的意义 …………………… (4)
(四)易患颈肩腰腿痛的人群 ……………………… (6)
(五)按摩前的准备 ………………………………… (7)
(六)按摩姿势及力道 ……………………………… (8)
(七)按摩时间、穴位和部位的选择 ……………… (9)
(八)按摩的先后顺序 ……………………………… (10)
(九)按摩禁忌证 …………………………………… (13)
(十)按摩注意事项 ………………………………… (14)
(十一)常用按摩工具 ……………………………… (15)

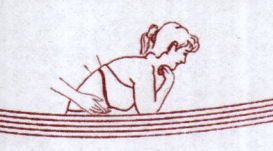

二、颈肩腰腿痛按摩手法

(一)常用的颈部按摩手法 ……………… (22)
(二)常用的肩部按摩手法 ……………… (35)
(三)常用的腰背部按摩手法 …………… (49)
(四)常用的腿部按摩手法 ……………… (60)

三、颈肩腰腿痛按摩穴位

(一)颈部按摩的常用穴位 ……………… (65)
(二)肩部按摩的常用穴位 ……………… (70)
(三)腰背部按摩的常用穴位 …………… (75)
(四)腿部按摩的常用穴位 ……………… (85)

四、颈部常见疾病按摩

(一)落枕 ………………………………… (91)
(二)颈椎病 ……………………………… (96)
(三)颈项部扭挫伤 ……………………… (102)
(四)项背部劳损 ………………………… (105)
(五)颈椎小关节错缝 …………………… (107)

目 录

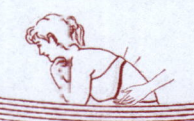

五、肩部常见疾病按摩

(一)肩关节周围炎 …………………………… (110)
(二)肩袖损伤 ………………………………… (118)
(三)肩部肌肉劳损 …………………………… (121)
(四)肩胛提肌损伤 …………………………… (124)

六、腰背部常见疾病按摩

(一)急性腰扭伤 ……………………………… (127)
(二)腰肌劳损 ………………………………… (134)
(三)腰背肌筋膜炎 …………………………… (142)
(四)腰椎间盘突出症 ………………………… (146)
(五)产后腰骶痛 ……………………………… (152)
(六)坐骨神经痛 ……………………………… (155)
(七)强直性脊柱炎 …………………………… (160)
(八)腰背部肌肉萎缩 ………………………… (166)
(九)腰椎管狭窄症 …………………………… (168)
(十)梨状肌综合征 …………………………… (173)

七、腿部常见疾病按摩

(一)髌骨软化症 ……………………………… (178)

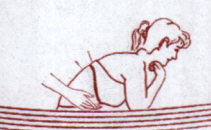

(二)膝关节骨性关节炎 …………………………………(183)
(三)风湿性膝关节炎 ……………………………………(187)
(四)足跟痛 ………………………………………………(190)
(五)膝关节痛 ……………………………………………(195)
(六)踝关节扭伤 …………………………………………(198)
(七)小腿抽筋 ……………………………………………(201)

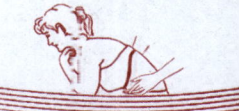

一、颈肩腰腿痛按摩基础知识

(一)造成颈肩腰腿痛的原因

研究结果显示,在全世界范围内,颈肩腰腿痛已经成为发病率很高的职业性疾病之一,是中年人群最为常见的活动受限原因。造成颈肩腰腿痛的原因主要有以下几点。

1. 急性扭伤

软组织突然受到外力的打击、重力压迫和超过软组织承受范围的扭转、拉扯而产生的损伤。根据损伤部位的不同可能会引起不同部位的疼痛,其主要表现为:

(1)起病急,疼痛剧烈。

(2)活动过多甚至在弯腰捡东西或打喷嚏的时候发病,造成功能受限,疼痛难忍。

(3)在阴雨天的时候或受风着凉后,疼痛感加重。

2. 慢性劳损

因为职业的特性和生活习惯等原因,如长期伏案工作、久坐、长时间弯腰及睡眠姿势不当等,都会使部分软组织长时间处于被牵拉状态,被牵拉组织内的血管由于长期缺乏通畅而形成组织缺氧状态,使得血管的通透性发生变化,组织变性、血细胞渗出、纤维间质增多,从而引起颈肩腰腿痛等症状。

3. 退行性病变

退行性病变是由于人到了一定的年龄之后,人体的一些器官、组织逐渐发生老化,最为常见的就是脊椎的退行性变化,其次是长期活动较多、负重较大的部位,如肱骨结节间沟的骨质增生、膝骨关节炎、髋骨关节炎等。一般年龄越大,发生的概率就越高。

4. 风寒湿邪侵袭

风寒湿邪会降低机体对于疼痛的耐受力,使得肌肉痉挛、小血管收缩、血液循环出现障碍、淋巴回流减缓,从而引发无菌性炎症,产生颈肩腰腿痛。尤其是对于软组织病变严重的患者,更加需要注意。

5. 内脏疾病

此类病痛的发生,通常是由于体内的某一脏器发生疾病,通过神经反射,引发颈、肩、腰、腿等相应的部位发生疼痛,所以它并不是真正的颈肩腰腿部病变所致。由于此类病症很容易混淆诊断,所以需要认真鉴别。一般此类患者在颈肩腰腿部有一定的压痛点,无脊柱活动障碍。常伴发其他内脏疾病,如冠心病和心肌梗死会引起上肢痛,前列腺炎或妇科炎症会引起下腰骶部痛,阑尾炎会引起腰腿痛等。

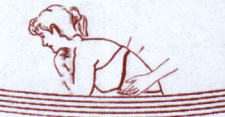

颈肩腰腿痛按摩基础知识

(二)学会辨别疼痛原因

下表为疼痛信号、症状、病症及病因(表1-1)。

表1-1 疼痛的原因

疼痛信号	疼痛症状	可能的病症	致病原因
头痛	头部像被挤压般疼痛,同时感觉太阳穴及周围的血管有力跳动	血管紧张性头痛	由于压力过大或过度疲劳、交感神经过度兴奋、血管痉挛所致
颈痛	颈部酸困、僵硬、疼痛、麻木,活动受限,疼痛可放射至头枕部和上肢。有时伴有头晕、头痛、手臂发麻	颈椎病、落枕、颈肩肌筋膜炎	颈部受凉、慢性劳损、不良坐姿及睡姿、外伤等。情绪困扰及心理社会压力也是持续颈痛诱因
肩痛	肩关节及肩胛周围筋骨肌肉作痛	肩周炎或其他疾病引发	体虚汗出或夜卧不慎而外感风寒、风湿侵袭或因闪扭外伤、寒凝而导致肩部瘀血而经络不通
胸痛	胸痛常有压迫、发闷或紧缩感,也可有烧灼感,经常来去无踪,在跑步、爬楼梯时突然袭来,转瞬即逝	心绞痛	由于冠状动脉被阻塞、心脏供血不足而发生心绞痛,通常是冠心病的前兆。但切不可麻痹大意,这是心脏病的先兆
背痛	背部肌肉挛缩疼痛,脊柱僵直	脊柱椎间盘退行性疾病	长期坐着工作及姿势不当,脊柱过度劳损,椎间盘受到伤害

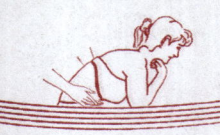

(三)按摩对颈肩腰腿痛的意义

1. 纠正运动器官解剖位置异常

对于常见的骨折、脱位及关节交锁等运动损伤所造成的骨、关节解剖位置结构的改变,通过正骨按摩的手法可使其恢复到原来的解剖位置和固有的功能状态。这也就是中医所讲的"正骨复位,矫正畸形"。如桡骨小头半脱位、肩关节脱位、椎骨小关节紊乱及肌腱滑脱等,凡骨骼、关节、肌肉等有关解剖位置异常病症,均可通过在患者体表特定部位用力按摩加以纠正。

2. 解痉镇痛

人体运动系统各种器官组织均有感觉神经分布,当这些组织遭受损伤时,必然引起周围肌肉反射性痉挛,引发疼痛。在压痛点处施以强刺激手法可以解痉镇痛,还可以使细胞膜的稳定性增强,改变钾离子浓度,使疼痛症状缓解或消失。

此外,按摩能促进血液、淋巴液的循环,改善组织缺血缺氧状态,加速损伤组织水肿液及代谢产物的吸收,消除代谢产物对末梢神经的不良刺激,从而达到镇痛的作用,有利于肿胀、挛缩的消除。

3. 改善肌肉的工作状态

按摩对肌肉的作用包括改善肌肉的物理性能和生理功

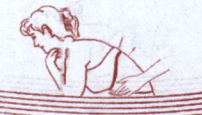

能,改善肌肉的工作状态,改善血管、淋巴管、神经的外周环境,解除血管痉挛,促进血液循环,增加肌肉含糖量,改善肌肉组织的营养状况,增强肌肉的作用功能,消除肌肉僵硬、酸痛及萎缩,如对腰椎间盘突出症、陈旧性关节脱位等所引起的肌肉萎缩。

4. 松解组织粘连,疏通狭窄

粘连和腱鞘狭窄是造成长期疼痛及关节活动功能障碍的主要原因。通过适宜的按摩手法,可以使粘连挛缩的软组织松解,韧带的弹性增强,局部组织肿胀消散等,这正与中医所说"理筋复位、松解粘连、疏通狭窄、滑利关节"的理论相通,使其活动功能恢复正常,如关节痛,伸腕肌、屈腕肌粘连,鞘内渗液等炎性改变等,通过按摩治疗均可获得满意的效果。

5. 促进血液循环及改善血液成分

按摩能使肌肉产生被动性收缩与舒张,并可放松肌肉紧张度,保证血管舒张,增加局部血流量。按摩还能使血液成分发生明显变化。如红细胞、血小板及白细胞总数增加;白细胞分类中淋巴细胞比例增高;血清中补体效价及白细胞对细菌吞噬能力明显增高,提高机体的免疫能力,利于病变组织的修复,同时还能消除局部炎症。

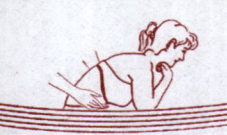

(四)易患颈肩腰腿痛的人群

1. 易患颈肩痛的人群

(1)从年龄上讲,中老年人患颈椎病者较多。

(2)从职业上讲,长期低头伏案工作或头颈常向某一方向转动者易患颈椎病。这些职业包括办公室工作人员、打字员、计算机工作人员、手术室护士、长期使用显微镜者、交通警察等。

(3)从睡眠姿势上讲,枕头过高、过低或枕的部位不当,不良睡姿持续时间长,喜欢睡高枕者及有反复"落枕"者易患颈椎病。

(4)有头部外伤史、挥鞭伤、慢性咽喉炎病史及有颈椎先天性畸形者也易患颈肩病。

2. 易患腰腿痛的人群

(1)中老年人易患腰腿痛。引起中老年人腰痛的常见原因,主要是退行性改变,如腰椎增生性脊柱炎、腰椎管狭窄症、骨质疏松症等,其次可能是腰骶部的各种肿瘤所致。

(2)体力劳动者如农民、建筑工人、矿工等易患腰腿痛。腰背部是人体用力最多的部位,为人体提供支持并保护脊柱,如果长时间保持一种姿势或用不正确的劳动姿势,就容易造成腰背部的疼痛,也有的是在重复性损伤后积累发病。

(3)从事久坐或者长时间站立职业的人,如办公室工作人员、电脑工作人员、司机、教师、交通警察等易患腰腿痛。

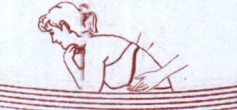

一、颈肩腰腿痛按摩基础知识

医学观察发现,站立和端坐1小时后,人的身高也有变化,主要发生于腰部,即腰椎整体发生下沉、短缩,从而导致腰部疼痛。

(五)按摩前的准备

1. 环境准备

适宜的按摩环境不仅使人感到愉悦,而且对按摩效果有着更佳的促进作用。在按摩前,要做好充分的准备,把按摩过程中所需要的东西准备好,避免操作过程的中断。

(1)应注意选择干净整洁、没有儿童嬉闹、没有电话干扰,能够使人得到充分放松和休息的地方。

(2)房间布置要尽量温馨,可以播放一些柔和、使人能够放松的音乐,避免刺激听者神经、唤起被按摩者痛苦和不愉快回忆的音乐。

(3)灯光不宜过强,那样不利于被按摩者稳定情绪、享受按摩过程。最好选择柔和的、瓦数低的光源,如白炽灯或烛光等。

2. 温度准备

从按摩生理学和中医理论来讲,温热主疏、散、通,寒冷主滞、凝、阻。同样,经络也要求在温热的条件下运行,人体器官功能才能发挥其"行血气,营阴阳"的作用。

(1)室内温度一般控制在26℃~28℃。冬天可以加电暖气,夏日不可以用空调、电扇直吹。

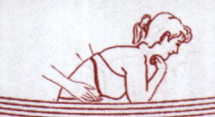

（2）若要在睡前或起床后按摩，最好先搓热按摩部位或局部热敷后再施行按摩，以便取得较好的效果。

（3）术者在施术过程中，如用凉手按摩，被按压的部位就会变得紧张，使得按摩效果无法充分地传递。因此，应保持术者手的干燥、温热，按摩前可先将双手搓热，衡量手掌变暖的标准是将手放在脸部时能够感到温暖。

3. 精油准备

被按摩者在按摩前若出现酸痛等轻微的病症时，涂抹精油再进行按摩，会收到更好的效果。例如，肩膀酸痛时，将薰衣草或迷迭香精油涂抹在肩膀部位，然后按压肩井穴，可以很快缓解疼痛；身体酸痛时，可以使用薰衣草、薄荷、迷迭香精油；疲劳时可以使用罗勒、柠檬、迷迭香精油；想要缓解压力时使用甘菊、薰衣草、马郁兰精油等，都会非常有效。另外，情绪不安时适合使用甘菊或薄荷精油。如果失眠的话，建议在按压的部位涂抹 1～2 滴薰衣草或马郁兰精油后再进行按摩。

（六）按摩姿势及力道

1. 按摩姿势

在进行按摩时，术者要双脚掌平实着地，使身体重心落在两脚中间的轴线上，这样在按摩时就能够灵活运用全身的力量。

患者也要尽量使自己放松下来。可以选用舒适的床或

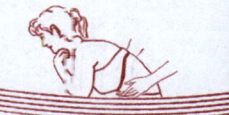

椅子,采用舒适的坐位、仰卧位、俯卧位,使自己充分放松。

2. 按摩力道

(1)力道的轻重。力道由轻到重,以点带面使力量充分渗透体内。

(2)力道的方向。一般指向病变所在,开始垂直用力,克服皮肤的阻碍,使功力进入深部后再转向病所。

(3)力道的作用部位。一般为病变引起的局部异常处、重要的穴道。

(4)力道的大小。按摩用力要恰当,过小起不到应有的刺激作用,过大易产生疲劳,且易损伤皮肤。男性肌肉结实,按摩时要稍微加大力量,或者延长按摩时间;女性肌肤娇嫩,按摩时用力要控制,以能忍受为度。

(七)按摩时间、穴位和部位的选择

1. 按摩所需时间

很多人认为,按摩的时间越长越好,其实不然,针对不同的病症和要求,按摩时间各不相同。

(1)一般情况下,局部按摩大约需要15分钟,如软组织损伤、落枕等。每个穴位按摩2~3分钟或3~5分钟。

(2)对于患有严重心脏病者,按摩1分钟即可,即使加上其他穴位或反射区,总共按摩时间也不能超过10分钟;对于患有严重糖尿病、肾脏疾病者,总的按摩时间也不要超过10分钟;对肝脏疾病患者,必须确定在其肾脏功能良好的情况下,才可按摩 5 分钟或稍长的时间。

(3)对脊椎的每个反射区按摩 2~3 分钟就足够了。

(4)对于背部强刺激的按摩更要缩短时间,每一区最长不超过 5 分钟(急救时除外),以避免脊柱承受过大的压力,或对患者造成自抑的反作用,使神经麻木而没有明显的感受。

(5)除急性疾病外,保健或慢性病一般 10~15 次为 1 个疗程。治疗 3~5 个疗程后可以休息几天,再视病情而定。

(6)如果是一般保健,可相应缩短按摩时间,按摩疗程也可根据保健的功效相应延长或缩短。

另外,按摩最宜在沐浴后、睡觉前进行。而且应该在两次进食之间,最好不在进食后 1 小时内进行。

2. 穴位和部位的选择

(1)外伤的治疗一般是以痛为腧,局部取穴为主。它是以腧穴近治作用为基本依据的。这是因为肌肉、韧带和关节病变,其症状表现的部位大多数是在病变部位的区域内。

(2)如果是急性损伤,局部疼痛肿胀剧烈,则应选取邻近的穴位和部位进行手法操作,待病情稍有减轻后再在痛点操作。

(3)对于个别较为突出的症状,也可以结合临床经验取穴,如发热可取大椎穴等。

(八)按摩的先后顺序

通常按摩是讲究先后顺序的,一般都先取俯卧位按摩

一、颈肩腰腿痛按摩基础知识

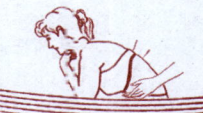

腰背及下肢后侧,后取仰卧位按摩头、肩前和下肢前侧,最后取坐位按摩颈、肩、上肢。单一部位的手法操作程序,遵守"放松→治疗→放松"及"面→线→点→面"的原则。

1. 俯卧位

(1)腰背部:① 背部摩法或双掌分推法。② 脊柱及膀胱经掌按法。③ 腰背脊柱及两侧掌按揉法。④ 腰背两侧骶棘肌按法。⑤ 沿督脉、夹脊穴及膀胱经第一、二侧线拇指按揉法。⑥ 掌指拨法或肘拨骶棘肌。⑦ 拇指及肘点揉、拨背俞穴、压痛点。⑧ 腰部斜扳法。⑨ 腰部后伸扳法。⑩ 腰部揉法、滚法。⑪掌推法推背部督脉及两侧。⑫背腰骶部脊柱两侧小鱼际擦法。⑬背腰骶部掌拍法。

(2)髋部及下肢后侧:① 臀部掌揉法或滚法。② 拇指点、揉骶骨外侧缘、臀中肌。③ 拇指或肘点、拨臀部压痛点及环跳穴。④ 掌按法、拿法、揉法、滚法放松下肢后侧及腘窝。⑤ 拇指按揉腘窝肌腱。⑥ 拇指点揉承扶、殷门、风市、委中、太溪。⑦ 从背腰至足,掌推下肢后侧、外侧的膀胱经、胆经。⑧ 拳叩臀部,小鱼际击下肢后侧。

2. 仰卧位

(1)头面部:① 前额直推法(开天门),分推法(推坎宫),揉运太阳,点头侧头维、率谷、角孙。② 纵向点按印堂至百会(头顶五经)。③ 拿揉胸锁乳突肌,推胆经、推桥弓,先左后右。④ 双手擦耳、捻揉耳廓。⑤ 揉项后五经,点风池。⑥ 推坎宫,指抹鼻旁、口周,摩面,点面部穴位。⑦ 扫散头部两侧。⑧ 指尖击头顶及梳法。

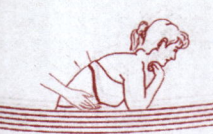

(2)胸腹部：① 从胸部中线向两侧分推胸阴阳，摩胸、摩胁肋。② 从上向下直推胸腹部。③ 分推腹阴阳。④ 摩腹。⑤ 揉腹。⑥ 点按中脘、下脘、天枢、气海、关元。⑦ 腹部推荡，点按天突、膻中、足三里、三阴交、公孙、太冲。⑧ 腹部震颤、腹部提抖。⑨ 按腹主动脉、股动脉。

3. 坐位

(1)颈项背部：① 项背部掌揉法或㨰法。② 拿背部斜方肌及肩井。③ 拇指揉背部夹脊、膀胱经第一、二侧线（纵行线）及自大椎棘突从内到外，沿冈上肌至肩峰部（横行线）。④ 弹拨、点按背俞穴及大椎、肩外俞、天宗。⑤ 背部及项部拿法。⑥ 拇指揉项部五条经脉，自上而下揉颈椎正中及其两侧。⑦ 弹拨、点按风池、天柱、肩井。⑧ 颈部拔伸法、摇法、斜扳法。⑨ 拿揉项部及背部肩井。⑩ 小鱼际击肩井、掌拍背部、背部从上向下掌推法。

(2)肩部及上肢：① 肩关节周围（肩前、肩外侧及肩后）。② 肩部拿法。③ 拇指揉肩前关节间隙、喙突至结节间沟一线，肩后冈上肌、冈下肌、肩胛骨外侧缘。④ 点按肩关节周围压痛点及肩髃、肩髎、肩贞。⑤ 肩关节扳法、摇法。⑥ 拿肱二头肌、肱三头肌及前臂肌肉。⑦ 拇指揉手三阴三阳经。⑧ 弹拨极泉、臂臑、小海（食指拨动），点按曲池、手三里、合谷、外关、内关、劳宫。⑨ 肘关节、腕关节摇法，配合弹拨痛点。⑩ 掌推、捋上肢内、外侧面。⑪ 肩关节及上肢搓法、抖法。⑫ 抹手背，捻法理手指。

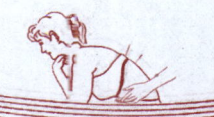

(九)按摩禁忌证

1. 不适宜按摩的病症及人群

按摩疗法虽然适用范围很广,但不是任何情况、任何人都适用的,下列几种情况,不宜进行按摩。

(1)过于紧张、饥饿或过饱;高热及各种传染病患病期。
(2)患严重心脏病和高血压病。
(3)外科急腹症;患恶性肿瘤、结核。
(4)严重醉酒、精神病患者。
(5)出血性疾病、女性月经期。
(6)内伤或关节脱位没有得到复位者。
(7)皮肤感染、破溃、留瘢痕者。
(8)女性怀孕期间,有些穴位不宜按摩,如腰骶部和腹部穴位,还有肩井、合谷、三阴交、昆仑、至阴等一些活血通经的穴位。

2. 不适宜按摩的痛症

按摩虽然对各种痛症有益,但也有一些情况不能采用此法,否则会适得其反,对患者的身体康复产生不利影响。

(1)肿瘤所致的疼痛不宜按摩,否则会加速肿瘤的扩散和转移。
(2)结核病,如四肢关节结核、脊椎结核所致的疼痛不宜进行按摩,这是因为结核杆菌通过血液扩散,导致骨骼会像白蚁啃房子一样,一点一点啃空,按摩的时候稍一用力,

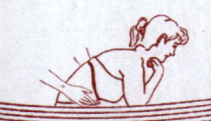

骨头就会被折断。

(3)开放性皮肤损伤所致的疼痛,即皮肤上有伤口,不管是烫伤、化脓、溃疡,局部破损的部位都不能接受按摩。

(4)严重胃溃疡、消化道出血所致的腰背痛不宜进行按摩,否则可加剧创口出血。

(5)严重肾病所致的腰部放射性疼痛,不宜进行按摩。

(6)某些慢性炎症,如骨髓炎不宜进行按摩。

(7)急性炎症、脓肿所致的疼痛不宜进行按摩。

(十)按摩注意事项

(1)术者在操作之前,手要保持清洁、温暖,并要经常修剪指甲,以免划破皮肤。

(2)按摩时患者的体位要适宜,术者可根据患者的情况,随时调整姿势。仰卧位时在颈下或俯卧位时在胸前、小腿前垫放软枕,可减少固定体位时间过长引起的局部不适。

(3)按摩时要注意保暖保温。温度控制在25℃以上,可以很好地激活经络、穴位,按摩的效果会更好。

(4)按摩时要排空大小便,穿舒适的衣服,修剪指甲,不戴戒指、手表、手链等硬的饰物。

(5)术者在操作时注意力要集中,密切观察患者的病情变化,对刺激比较强的穴位,按压的时候要防止患者昏厥。

(6)按摩到敏感部位的穴位时不要拘谨、嬉笑或者出现性冲动,要保持平和的心态,享受按摩的感觉,让这种感觉疏散到全身。

(7)一旦发现被按摩者有心慌、出冷汗的现象,应让其立即平卧,或让其喝些糖水,一般短时间内均能恢复正常。

(8)按摩手法要稳准、轻柔、和缓,避免粗暴用力产生的不良后果。

(9)按摩的间断时间不宜过长,以免影响效果。

(十一)常用按摩工具

1. 牙签

指尖、耳朵这些窄小部位上的穴位,用手指很难准确地按压,而借助棉棒、牙签等来帮助按压就容易多了。最好把牙签的尖头磨圆再使用。在对大腿、臀部这些肌肉多的部位施加强刺激时,可以将牙签绑成一束,以增加穴位的刺激作用(图1-1)。

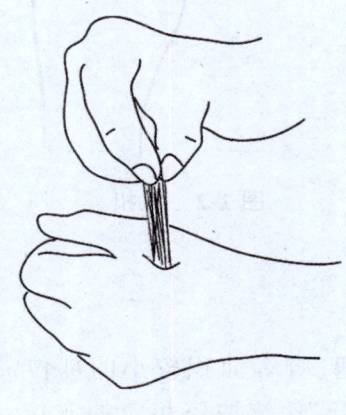

图1-1 牙签

2. 纽扣

有些穴位的按压单纯用指按可能力度不够,或者范围不大,使用的按摩器材又过大,这时可以选择纽扣或者硬币辅助按压,能达到更好的按摩效果(图1-2)。

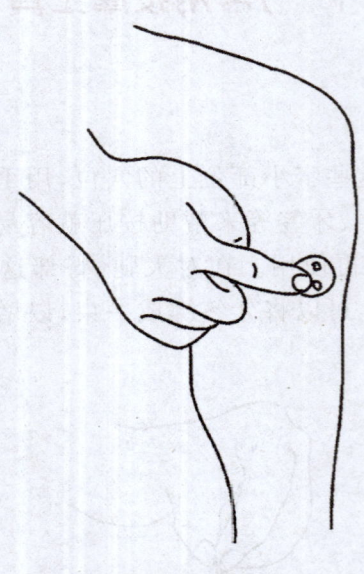

图1-2 纽扣

3. 圆珠笔

在手、胳膊、腿、脚等面积较小的部位需要施加较强的刺激时,可以使用圆珠笔按压相应的穴位。但一定要注意安全,不要刺伤皮肤(图1-3)。

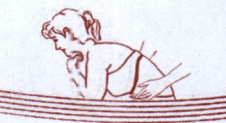

颈肩腰腿痛按摩基础知识

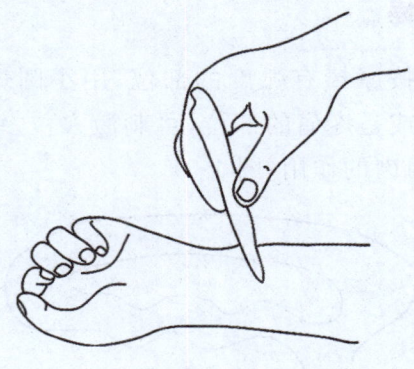

图 1-3　圆珠笔

4. 网球

　　手和脚汇集了人体的很多穴位,手掌和脚掌相对厚实,需要较强的刺激。用两手夹住网球或者高尔夫球,让球在掌心来回滚动,可以加强对穴位的刺激作用。也可用手掌或脚掌滚动球,以缓解肌肉紧张(图1-4)。

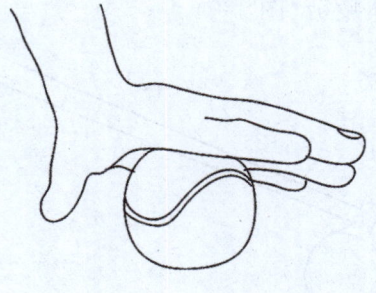

图 1-4　网球

5. 按摩棒

用手抓住按摩棒有弧度的部位，用小圆球状的部位按压指定的穴位或是疼痛的部位，可刺激穴位，缓解疼痛及疲劳，还有松弛肌肉的作用（图1-5）。

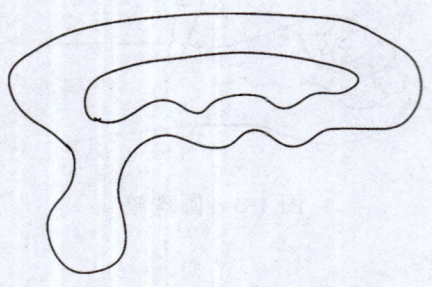

图1-5 穴位按摩棒

6. 橡胶击打器

用橡胶击打器的球形部分击打身体，包括颈部、肩部、背部等，用力不要太重，避免伤害身体，此法可缓解或消除肌肉酸痛和身体疲劳（图1-6）。

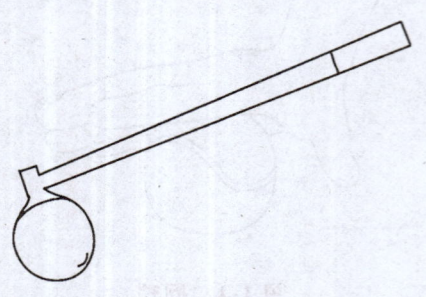

图1-6 橡胶击打器

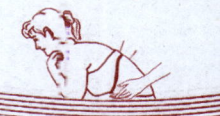

7. 木质按摩器

可以将木质按摩器放在脚底按摩足部,其高低不平的轮子可以刺激足部穴位,或是放在手掌上滚动,刺激手部穴位,以缓解疲劳(图1-7)。

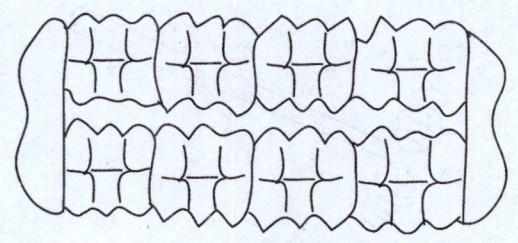

图1-7　木质按摩器

8. 木质滚轮

用有滚轮的部分滚身体,包括腰、腹、腿、背等部位,凹凸有致的轮子可刺激某些穴位,缓解疲劳,消除局部肌肉肿胀(图1-8)。

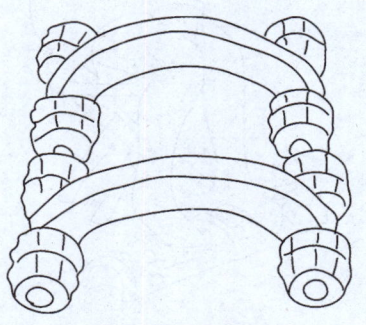

图1-8　木质滚轮

9. 木质滑轮

木质滑轮的滑轮部分可以用来按摩身体,包括腹、腰、腿等部位,有消除肿胀,松弛僵硬肌肉的作用。同时滑轮两头的小木疙瘩可以用来敲打身体,以缓解酸痛(图1-9)。

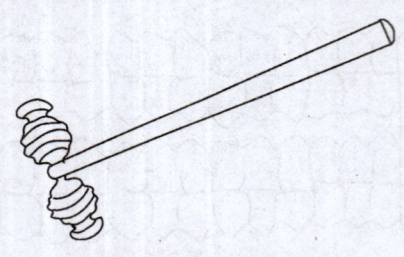

图1-9　木质滑轮

10. 足底按摩踏板

足底按摩踏板是专门为足底按摩设计的踏板,脚在上面用力摩擦时,可使足部穴位得到刺激,缓解身体疲劳(图1-10)。

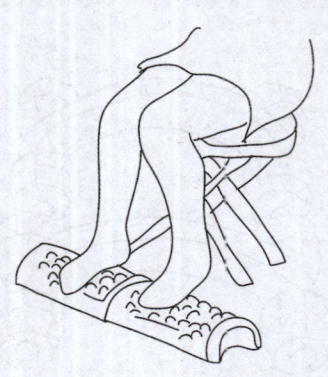

图1-10　足底按摩踏板

11. 吹风机

电吹风机吹出的热风对肌肉紧张、手脚冰凉等不适部位有增强血液循环的作用。但使用时要距离皮肤15厘米左右,最好沿着经脉吹,然后再进行按摩。热风的刺激能够增强血液循环,就好像在做热身运动一样,进而提升按摩的效果(图1-11)。

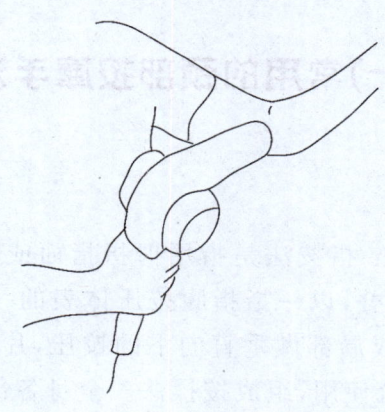

图1-11 吹风机

二、颈肩腰腿痛按摩手法

（一）常用的颈部按摩手法

1. 按法

（1）指按法：指按法是指用拇指指面或以指端按压体表，或双拇指重叠，以一指指腹按压体表的一种按摩手法。该方法在穴位或局部做垂直向下的按压，片刻即可。指按法常与揉法结合使用，组成按揉法。全身各部位均可应用，尤以穴位处最为常用（图2-1、图2-2）。

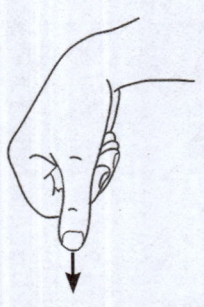

图2-1　指按法

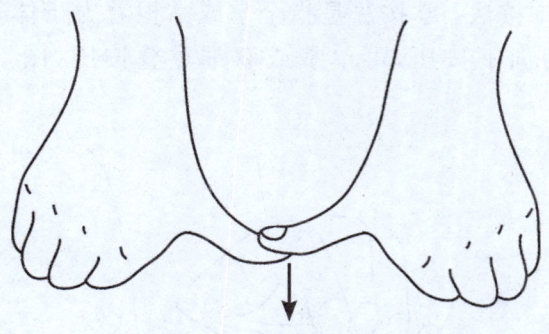

图2-2 双拇指重叠指按法

动作 ①双拇指重叠时,一指指腹按压在施术部位,一般每穴按压30~50次。

②操作时用力均匀,使按压的穴位或疼痛部位,产生酸胀感。

功效 具有解痉、舒经活络、改善血液循环等功效。常用于按压周身穴位和痛处,用于疼痛、小便量少或癃闭等症的治疗。

注意 ①按压的方向要垂直向下,一般每穴按压30~50次。

②操作时应注意用力由轻到重,不要滑动,应持续力度,使穴位和其他疼痛部位产生温暖、舒适、酸胀等感觉,切忌用迅猛的暴力。

③按压结束时,不宜突然放松,应逐渐递减按压力量。

(2)掌按法：掌按法是指全掌或掌根着力于体表一定部位后用力向下按压，可单掌或双掌重叠按压（图 2-3、图 2-4）。

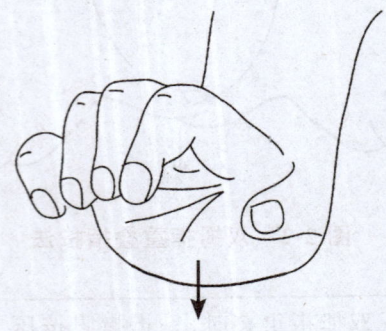

图 2-3　单掌根按法

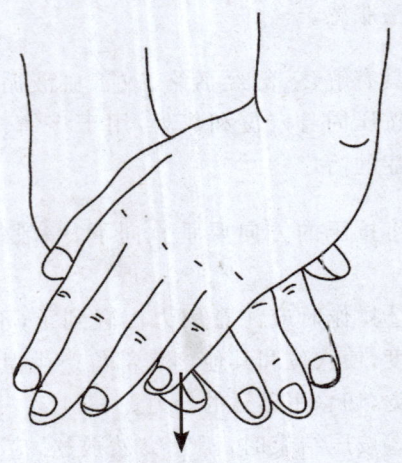

图 2-4　双掌重叠按法

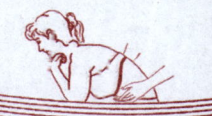

颈肩腰腿痛按摩手法

动作　　①术者手指自然放松,腕部背屈,以手掌根部或掌心部位用力,垂直按压穴位并逐渐加力,按压后要稍作片刻停留,再做第二次重复按压。

②为增加按压力量,在施术时可将双肘关节伸直,身体略前倾,借助部分体重向下按压。

功效　　具有疏通经络、解痉止痛的功效。常用于腰背疼痛、脊柱侧弯、脘腹疼痛等症的治疗。

注意　　①着力部位应紧贴皮肤表面,按压时不可移动,用力由轻至重,切勿暴力、猛力按压。

②为增加按压力量,在按摩时可将双肘关节伸直,身体略前倾,借助部分体重向下按压。

③按压后要稍停留片刻,再重复按压,使按压既平稳又有节奏感,一般每秒按压一下,每个部位按压30～50次。

④对年老体弱或年龄较小的患者,施力大小要适宜。

(3)肘按法：肘按法是指屈肘,用肘尖代替手指和掌,着力于体表部位进行按压的一种方法(图2-5)。

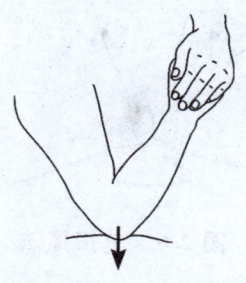

图2-5　肘按法

动作	肘关节弯曲,利用肘端针对定点穴位施力按压。
功效	具有疏松肌筋、温中散寒、调和气血、理筋正复的功效。常用于治疗腰背疼痛、肌肉酸痛等症的治疗。
注意	①应垂直方向按压,不要滑动,一般每个部位按压30~50次。 ②注意用力由轻到重,应持续有力,持续数秒钟,逐渐放松。

2. 揉法

(1)指揉法:指揉法是指以指腹吸定在施术部位,做轻柔、和缓的旋转揉动,带动皮下组织的按摩手法(图2-6)。

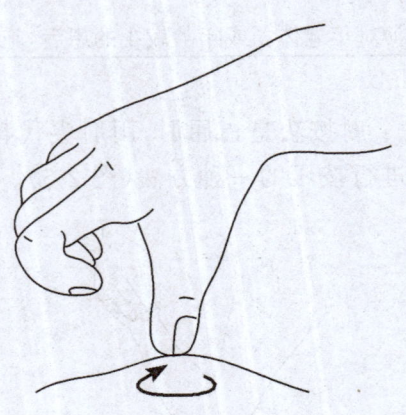

图2-6 单指揉法

动作　　用拇指或中指的指端或螺纹面着力于穴位处,也可用两指——食指和中指,或是用三指——食指、中指和无名指同时用力施压于穴位处,腕部放松,以肘部为支点,前臂做主动摆动,带动腕和掌指做轻柔缓和的摆动。

功效　　具有舒经活络、解痉止痛、松解粘连等功效。常用于肌肉痉挛、肿痛、肌筋膜粘连等症的治疗。

注意　　①以手指进行旋转揉动,着力要均匀、连贯,由轻到重,逐渐扩大范围。

②旋而不滞,转而不乱,揉而浮悬,动作深沉,作用面积小而集中。

③旋揉要有节奏感,一般每分钟揉80～100次。

(2)大鱼际揉法:大鱼际揉法是指用大鱼际着力做轻柔和缓的转动,并带动该处的皮下组织一起揉动的手法(图2-7)。

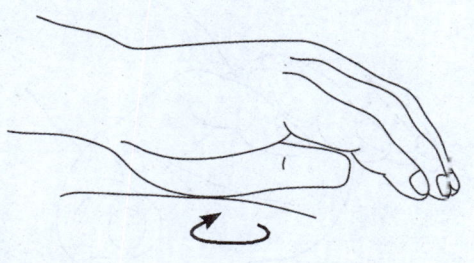

图 2-7　大鱼际揉法

动作　　以手掌大鱼际部着力于施术部位上,沉肩,屈肘成120°～140°,肘部外翘,腕关节放松,呈微屈或水平状,以肘关节为支点,前臂做主动运动,带动腕关节进行左右摆动,使大鱼际在治疗部位上进行轻柔灵活的揉动。

功效　　具有舒经活络、温经散寒、改善血液循环、消肿止痛的功效。常用于头痛、头晕失眠、牙痛、咳嗽、胸闷、腹胀腹泻等症的治疗。

注意　　①动作要灵活,力量要轻柔。施术时既不可在体表造成摩擦,也不可故意在体表撳压。

②动作要有节律性,其频率为每分钟 120～160 次。

(3)掌揉法:掌揉法是以掌根吸定于施术部位,腕部放松,以肘为支点,前臂旋转摆动以带动腕部做轻柔和缓的旋揉动作(图 2-8)。

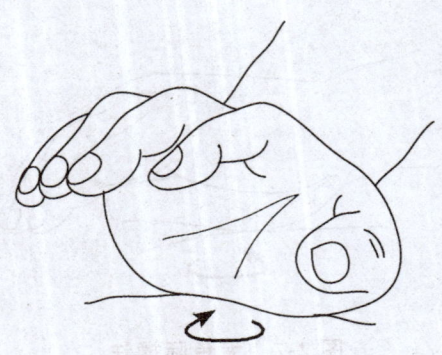

图 2-8　掌揉法

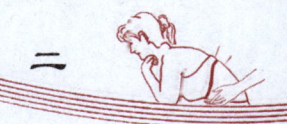

颈肩腰腿痛按摩手法 二

动作　　　手指合并,掌心或是掌根部位着力施压在穴位上,以肘关节为支点,小臂带动腕部,针对痛点或穴位使用力部位小幅度、轻缓地沿顺时针方向或逆时针方向做循环揉动。

功效　　　具有舒经活络、温经散寒、改善血液循环、消肿止痛的功效。常用于肿痛、胸闷岔气等症的治疗。

注意　　　①要吸定施术范围持续进行揉动,手不要离开被按摩者的皮肤,进行紧揉、慢移的操作。

②揉法要有节奏,按顺时针或逆时针方向揉动,一般每分钟按揉50~60次。

3. 点法

(1)拇指指端点法:拇指指端点法是指手握空拳,拇指伸直并紧靠于食指中节,用拇指指端点按治疗部位,逐渐垂直用力下压的按摩手法(图2-9)。

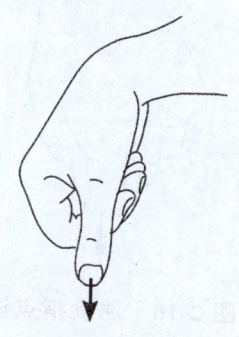

图2-9　拇指指端点法

动作	用手握空拳,拇指伸直并紧贴于食指中节的桡侧面,以拇指端为力点压于治疗部位。
功效	具有通经活络、消积破结、调和阴阳、点血开筋、补泻经气的功效。常用于肿痛、痉挛、风寒等症的治疗。
注意	①垂直用力,固定不移,由轻到重,稳而持续,一般点 50~100 次即可。 ②向下点压时,拇指指腹紧贴食指中节桡侧,以免因用力而扭伤拇指间关节。

(2)屈食指点法:屈食指点法是指屈食指,以食指第一指关节突起部位点按体表治疗部位,逐渐垂直用力按压的按摩手法(图 2-10)。

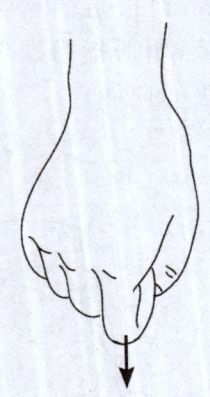

图 2-10 屈食指点法

动作　　①以手握拳并突出食指,用食指近节指间关节为力点压于治疗部位。

②按摩时可用拇指末节内侧缘紧压食指的指中部,以增加力度,一般操作50~100次即可。

功效　　具有通经活络、消积破结、调和阴阳、点血开筋、补泻经气的功效。常用于肿痛血瘀、痉挛等症的治疗。

注意　　此法具有着力点小、刺激强、着力深透的特点,术中切忌暴力施术。

(3)屈拇指点法:屈拇指点法是指术者拇指屈曲,以拇指端抵住屈曲食指中节的外侧缘,用拇指指尖关节突起部的桡侧点按体表治疗部位,逐渐垂直向下用力按压(图2-11)。

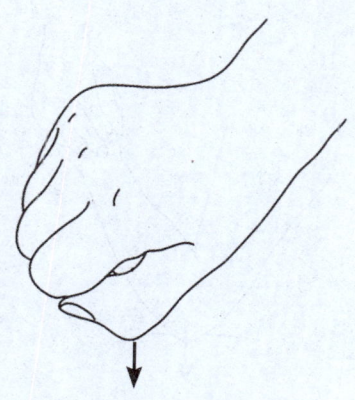

图2-11　屈拇指点法

动作	以手握拳,拇指屈曲抵住食指中节的桡侧面,以拇指指间关节桡侧为着力点压于治疗部位。
功效	具有通经活络、消积破结、调和阴阳、点血开筋、补泻经气的功效。常用于肿痛血瘀、外感风寒、肌筋膜痉挛等症的治疗。
注意	①点按要有节奏,不要忽快忽慢,每秒钟点按1次。 ②点法力度要由轻渐重。

(4)肘尖点法:肘尖点法是指术者屈肘,用突出的尺骨鹰嘴突起部分压在某一部位上,借助体重点压的按摩手法。肘尖点法为强力点法,多用于肌肉丰厚部位和肥胖者(图2-12)。

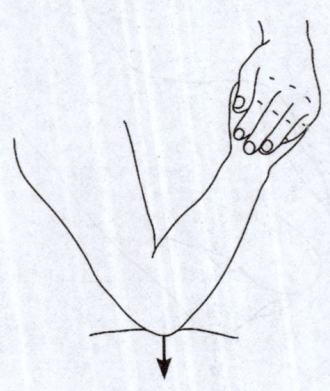

图 2-12 肘尖点法

动作　　①垂直用力，固定不移，由轻到重，稳而持续，一般操作50～100次即可。
②点法是由按法衍化而来的，具有着力点小、刺激性强、操作省力、着力深透的特点，术中切忌用暴力施术。

功效　　具有通经活络、消积破结、调和阴阳、点血开筋、补泻经气的功效。常用于肿痛血瘀、痉挛麻痹、阴阳失衡等症的治疗。

注意　　操作时从体表向下逐渐用力点按，不可突然施加暴力。

4. 捏法

捏法是按摩者以手指对合，着力于施术部位或穴位上进行反复交替对捏的按摩手法（图2-13）。

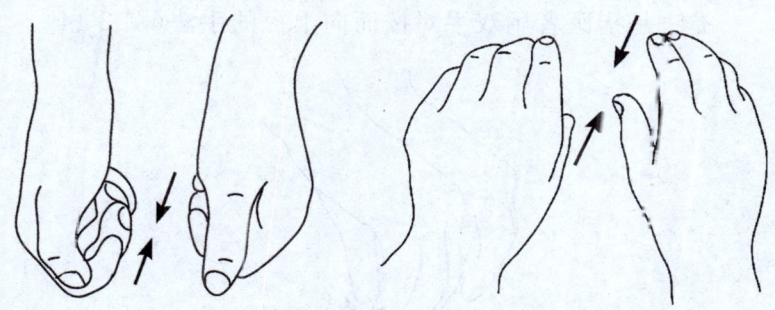

图 2-13　捏法

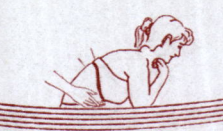

动作	①操作时,术者的肩和手臂要自然放松,用腕部的力量带动手指端螺纹面或手掌,顺施治部位的外形轮廓做一松一紧的相对捏紧操作,一般每分钟捏60~80次。 ②手法要求做到刚中有柔,柔中有刚,灵活自如,不可呆滞,并按经络穴位及机体的形态捏挤。
功效	具有疏通经络、行气活血、促进血液循环的功效。常用于促进萎缩肌肉的恢复及消除肌肉酸胀,可主治肢体麻木、肌肉萎缩无力、腰腿酸痛、肩背酸痛、局部劳损等病症,还常用于小儿捏脊,可治小儿消化不良。
注意	①不要用指端扣抓,以免捏破皮肤。 ②捏起皮肤的多少要适中,用力要均匀,移动有规律。

5. 提法

提法是指医者用双手对按而向上提的手法(图2-14)。

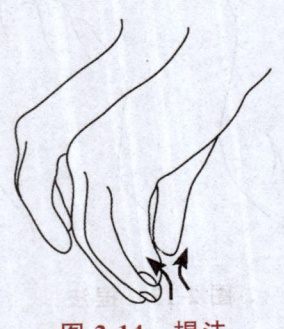

图2-14 提法

动作	①术者双手于施术部位对按而向上提。 ②手法由表及里,持续着力,四指同时施力,缺一不可。
功效	具有聪耳明目、调和阴阳、补益气血、健脑安神的功效。常用于头晕目眩、关节僵硬、肾虚血亏、阴阳失调等症的治疗。
注意	①操作时宜和缓而有节律,两手用力要协调,均匀一致。 ②动作不可过猛,力度不宜过重,忌用暴力。 ③动作轻巧,取穴准确,一般操作50～100次。

(二)常用的肩部按摩手法

1. 推法

(1)拇指平推法:拇指平推法是指以一手或两手拇指端或螺纹面着力于治疗部位,其余四指并拢作支点,助拇指用力按经络或顺肌纤维方向单向直线推动(图2-15)。

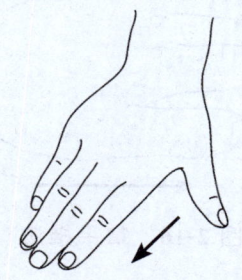

图2-15 拇指平推法

动作　　①在手法推进过程中,可重点在治疗部位或穴位上做缓和的按揉动作数次。

②操作时指、掌紧贴皮肤,用力要均匀持久,速度要缓慢渗透,做单方向的直线移动,一般每分钟平推80～120次。

③对从一点推向另一点途中需要加重手法刺激的某穴位可配合按揉或按压等手法。

功效　　具有活血化瘀、解痉止痛的功效。常用于缓解颈、肩、腰、腿痛和脘腹胀满等症的治疗。

注意　　①力量不宜过大,用力均匀持久,速度要缓慢渗透,做单方向的直线移动。

②按摩前应先在治疗部位涂抹少量润滑类介质,使皮肤有一定的滑润度,利于操作,以免推破皮肤。

---

(2)掌平推法:掌平推法是以掌根着力于治疗部位,沿经络循行路线或沿肌肉纤维走行方向推动(图2-16)。

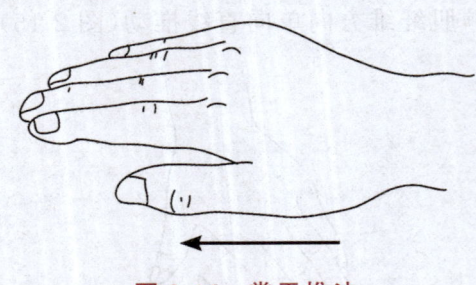

图2-16　掌平推法

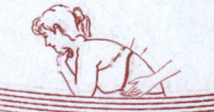

二 颈肩腰腿痛按摩手法

动作 ①手腕、手指自然伸直,或用掌根着力。

②利用掌根或手指着力于体表治疗部位,缓慢挂动,也可利用双手交叉重叠的方式推进。

③手掌着力部分要紧贴皮肤,但不可硬用压力。

功效 具有行气活血、散瘀止痛、解除肌肉、经脉痉挛疼痛等作用。临床常用于腰腿痛、肩背酸痛、伤筋、肩周炎、颈椎病、胸腹胀痛等症的治疗。

注意 ①力量不宜过大。若需要增大压力时,可用另一只手重叠缓慢推进。一般可连续操作5～10遍。

②从一点推向另一点途中需要加重手法刺激的穴位可配合按揉或按压等手法。

---

(3)拳平推法:拳平推法是以一手握拳,食指、中指、无名指和小指并拢屈曲,以指尖关节部着力,沿肌肉纤维方向缓慢推动(图2-17)。

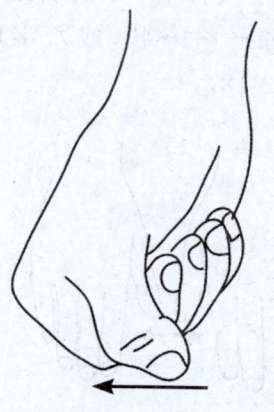

图2-17 拳平推法

动作	①平握拳状,以食、中、无名指、小指的指间关节突起处着力或以拇指第二节桡侧面和食、中、无名、小指第二节着力,向一定方向推进。 ②推时指关节突起处或指背面着力,要紧贴皮肤,推动速度宜缓慢。不要硬用压力以免损伤皮肤。
功效	具有舒筋通络、行气活血、消瘀止痛等功效。临床多用于软组织劳损、伤筋,以及风湿痹痛、肌肉迟缓无力等症的治疗。
注意	①按摩前应先在治疗部位涂抹少量润滑类介质,使皮肤有一定的滑润度,利于操作,以免推破皮肤。 ②对从一点推向另一点途中需要加重手法刺激的穴位,可配合拳尖刺激。 ③此法是平推法中刺激较强的手法,一般连续操作3~5遍,对耐受较弱者可更少。

(4)分推法:用两只手拇指的螺纹面或桡侧,或是中指和食指的螺纹面施压于穴位处,分别从该穴位的中点向两侧分推,可做一字形如←·→状,或八字形如↙·↘状推动,又称为"分法"(图2-18)。

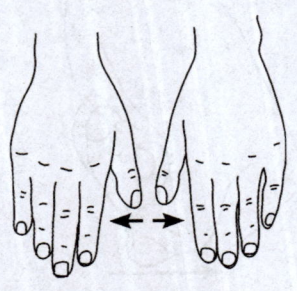

图2-18　分推法

动作	①用两手拇指桡侧或指面,自穴位中间向两旁合向推动,一般分推 20~30 次。 ②按摩时既可直线移动,也可以沿体表做弧形推动。
功效	具有消积导滞、疏通经络、行气活血的功效。常用于胃肠功能紊乱的治疗。
注意	①操作时,两手用力要均匀、柔和、协调。 ②一般分推 20~30 次。 ③操作时,应多配合适量的按摩介质并注意适宜的干湿度,注意不要把皮肤推破。

(5)拇指直推法:拇指直推法是以一手或两手拇指指腹或面着力于治疗部位,沿经络走行方向或与肌肉纤维平行的方向,保持一定压力单方向推动,此法是按摩起始和结束的手法(图 2-19)。

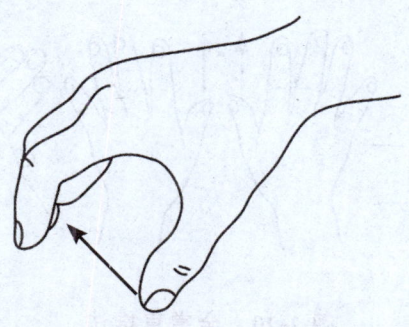

图 2-19 拇指直推法

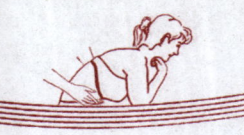

动作	①用拇指桡侧缘做单方向的直线推动。 ②要沿着经络走行方向或与肌肉纤维平行的方向直推。
功效	具有消瘀散结、疏通经络的功效。常用于肌筋膜痉挛、肌肉拉伤、局部疼痛等症的治疗。
注意	手指要紧贴施术部位皮肤,用力着实,重而不滞,轻而不浮,推进速度和力度要均匀,持续,动作要协调,保持一定的与皮肤垂直的力度,做单方向直线推法,不可偏斜。同时注意指甲不要刮伤皮肤。

(6)全掌直推法:全掌直推法是指术者以全手掌着力于治疗部位,五指微分开,腕部挺直,以单掌、双掌或双掌重叠加力做单方向推动(图2-20)。

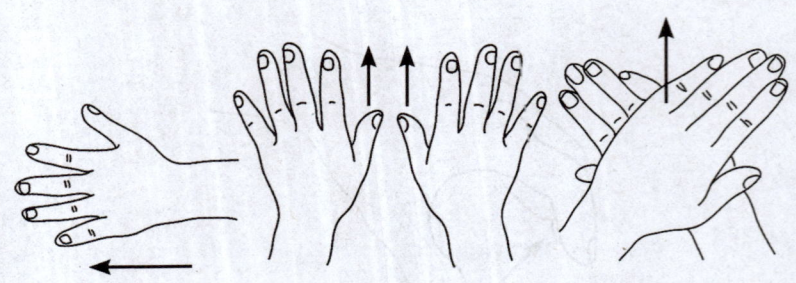

图 2-20　全掌直推法

动作　　①无论是单掌还是双掌叠掌直推,都要以手掌着力于施术部位。
②要沿着经络走行方向或与肌肉纤维平行的方向直推。

功效　　具有理筋活血、消积导滞的功效。常用于脾胃不和、肾虚、肌肉拉伤等症的治疗。

注意　　手掌要紧贴施术部位皮肤,用力着实,重而不滞,轻而不浮,推进速度和力度要均匀.持续,动作要协调,保持一定的与皮肤垂直的力度,做单方向直线推法,不可偏斜。

(7)掌根直推法:掌根直推法是指术者手腕上跷,适度背屈,五指伸直,用单手或双手掌根着力于施术部位直推的方法。如需加力可双掌重叠(图2-21)。

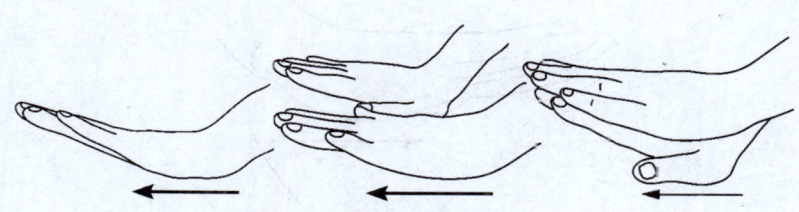

图2-21　掌根直推法

动作	①无论是单掌还是双掌叠掌直推,都要以手掌着力于施术部位,且五指分开。 ②要沿着经络方向或与肌肉纤维平行的方向直推。
功效	具有舒筋活血、开胸利膈的功效。常用于内脏功能失调、急性扭伤等症的治疗。
注意	手掌根部要紧贴施术部位皮肤,用力着实,重而不滞,轻而不浮,推进速度和力度要均匀,持续,动作要协调,保持一定的与皮肤垂直的力度,做单方向直线推法,不可偏斜。

(8)鱼际直推法:鱼际直推法是指术者五指并拢,手腕伸直,以大鱼际或小鱼际为中心,肘部灵活屈伸,以鱼际着力向前推动的按摩手法。如需增加力度,可以另一手压于施术手上(图2-22)。

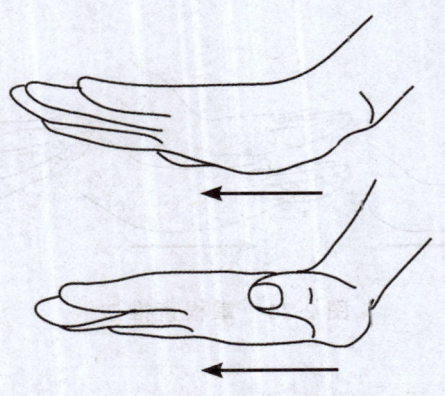

图2-22 鱼际直推法

动作　　①直推时注意五指并拢,且手腕要灵活。
②要沿着经络走行方向或肌肉纤维平行的方向直推。

功效　　具有理筋活血、调经镇痛的功效。常用于局部疼痛、肌筋膜痉挛等症的治疗。

注意　　鱼际部位要紧贴施术部位皮肤,用力着实,重而不滞,轻而不浮,推进速度和力度要均匀,持续,动作要协调,保持一定的与皮肤垂直的力度,做单方向直线推法,不可偏斜。

(9)肘直推法:肘直推法是指术者屈肘,以鹰嘴突出部着力,向一定方向推进的按摩方法(图2-23)。

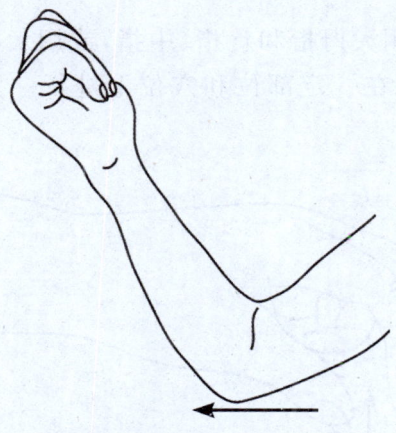

图 2-23　肘直推法

动作　　　术者屈曲肘关节,以肘尖着力于施术部位,沿经络或肌肉纤维走行方向进行直线单方向推动。

功效　　　具有通经活络、开通闭塞、松解肌肉痉挛、散瘀止痛等功效。多用于腰腿痛、伤筋及下肢瘫痪症等症的治疗。

注意　　　①肘部着力点要紧压皮肤,用力要均匀深透,移动缓慢,反复多次。
②在治疗前局部涂用润滑剂,以避免皮肤受损,增加治疗效果。
③此法是直推法中刺激性最强的手法,施术时要严格控制手法的力度。

2. 拿法

拿法是指用大拇指和食指、中指,或用大拇指和其余四指作相对用力,在一定部位和穴位上进行一紧一松的提捏(图 2-24)。

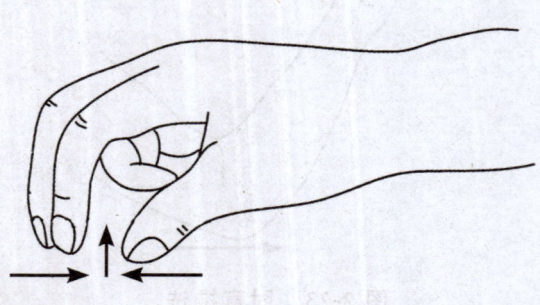

图 2-24　拿法

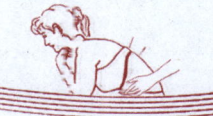

颈肩腰腿痛按摩手法

动作 ①拿捏动作应持续而有节奏,一般每分钟拿提30～50次。

②拿捏时拇指与其余四指相对用力,用力由轻到重,切勿拧伤皮肤。

③腕部要放松灵活,用指面着力。

功效 具有祛风散寒、舒筋活络、顺气活血的功效。拿法刺激性较强,常用于颈项、肩部及臀部、四肢等患处或穴位,常用于新陈代谢功能紊乱、肌筋膜粘连、食滞气郁、脖颈酸痛、颈椎病等症的治疗。

注意 操作时,用力要由轻到重,不可突然用力,动作要缓和、渗透、连贯、持续。

3. 搓法

搓法是指用两手掌面夹住肢体的一定部位,相对称用力做方向相反的来回快速搓揉或做顺时针回环搓揉,即双掌对揉的动作(图 2-25)。

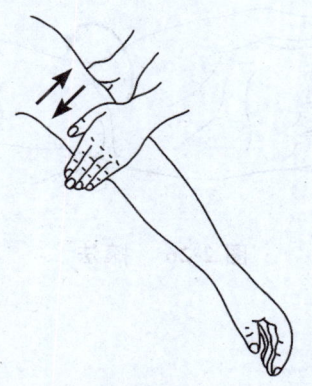

图 2-25 搓法

动作　　①搓动时双手动作幅度要均等,用力要对称。

②搓揉时频率可快,但在体表移动时要缓慢,一般情况下,搓3~5分钟即可。

③双手夹持肢体时力量要适中。夹持过重,则搓不动,夹持过轻,则搓不到。

功效　　具有舒经活血、温经散寒、消肿止痛的功效。常用于气滞血瘀、肌筋疼痛等症的治疗。

注意　　搓动时双手用力要对称,搓动要快,移动要慢。

4. 滚法

滚法是指由腕关节的屈伸和前臂的旋转带动空拳滚动(图2-26)。

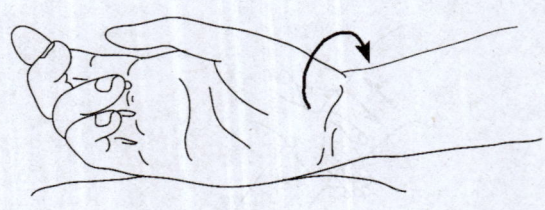

图2-26　滚法

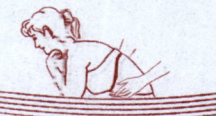

动作 ①术者以手掌背部近小指侧着力于施术部位,掌指关节略屈曲,通过腕关节的主动屈伸带动前臂外旋和内旋,使手背小指侧在施术部位连续不断地来回滚动,反复操作。

②前臂旋转与腕关节屈伸的动作一定要协调。即前臂旋前时,腕关节一定要伸展,以小鱼际肌为着力部位。反之,在前臂旋后时,腕关节一定要屈曲,以第五、第四掌骨的背侧为着力部位。如此在体表部位上产生持续不断地来回滚动。其滚动频率为每分钟120～160次。

③术者躯体要正直,不要弯腰屈背,不得晃动身体。

④术者肩部放松,上臂与胸壁保持5～10厘米的距离,上臂千万不可摆动。

⑤术者肘关节微屈,约呈120°。

⑥滚法突出的是一"滚"字。忌手背拖来拖去摩擦移动、跳动、顶压及手背撞击体表治疗部位。

⑦手指均需放松,任其自然,不要有意分开,也不要有意握紧。

功效 具有温经散寒、缓急止痛的功效。常用于风湿酸痛、肌肤麻木、肢体瘫痪、运动功能障碍等症的治疗。

注意 ①操作时手法吸定的部位要紧贴体表,不能拖动、辗动或跳动。

②压力、频率、摆动幅度要均匀,动作要协调而有节律。

③手臂、肩膀尽可能放松,肘关节微屈约120°。

5. 肩关节摇法

肩关节摇法是指术者用一手扶住患者肩关节上部,另一手托起患肢肘部(使患者手臂搭在术者的前臂上),缓缓地做顺时针或逆时针方向的肩关节摇动(图2-27)。

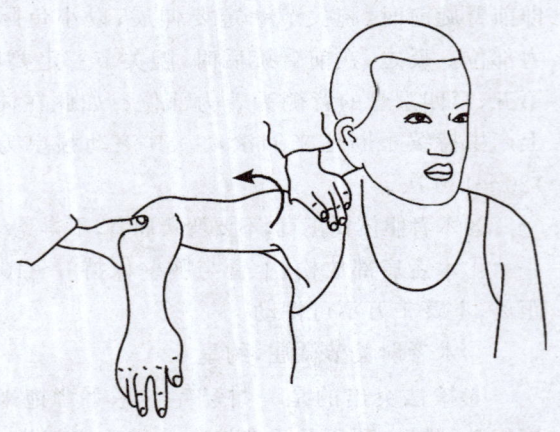

图 2-27 肩关节摇法

动作　　①术者用一手扶住患者肩关节上部,另一手托起患肢肘部(使患者手臂搭在术者的前臂上),缓缓地做顺时针或逆时针方向的肩关节摇动。

②摇动宜缓,保持顺时针或逆时针方向,且每个方向摇动30~50次。

功效　　具有梳理肌筋、痛经活络、行气活血、解痉止痛的功效。常用于肩关节周围炎、肩部伤筋、肩部骨折后遗症等病症的治疗。

注意　①动作要缓和,用力要平稳,摇动方向及幅度应控制在人体生理活动范围内,由小到大,逐渐增加。

②摇转的速度宜慢,尤其是在开始操作时更宜缓慢,可随摇转次数的增加及受术者的逐渐适应适当增快速度。

③摇转方向可以按顺时针方向或按逆时针方向。一般情况下是顺逆时针方向各半。

(三)常用的腰背部按摩手法

1. 摩法

(1)指摩法:指摩法是指用食指、中指、环指(无名指)、小指指腹面附着于一定的部位上,以腕关节为中心,连同掌、指做节律性的环旋运动(图 2-28)。

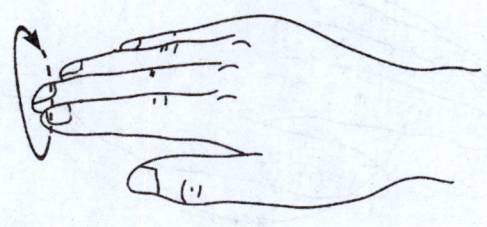

图 2-28　指摩法

动作	①手指并拢,腕微弯曲。掌指关节及诸指间关节自然伸直,以食指、中指、无名指及小指的中节和末节指腹贴附于施术部位的皮肤上。 ②用腕和前臂的协调运动带动手指螺纹面在所需治疗部位做顺时针或逆时针方向的环旋摩动。 ③指摩法宜稍轻快,每分钟摩动约120次。
功效	具有解痉止痛、温经散寒的功效。常用于疼痛、痉挛等症的治疗。
注意	①操作时动作要缓和而协调,迅速而持久。 ②摩动时要压力均匀、一致,动作轻柔。 ③指摩宜快,约每分钟120次。

(2)掌摩法:掌摩法是指用掌面附着于一定部位上,以腕关节为中心,连同前臂做节律性的环旋运动(图2-29)。

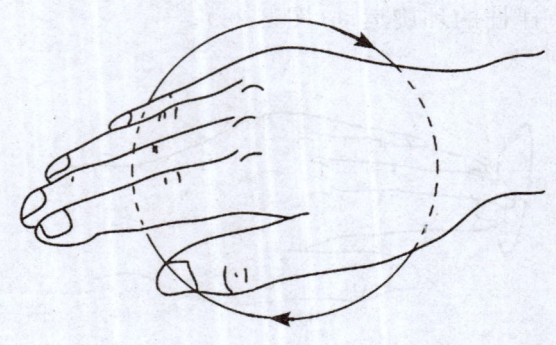

图2-29 掌摩法

动作	①腕关节微背伸,诸手指自然伸直。腕关节自然放松,贴附于施术部位。 ②以前臂和腕的协调运动带动手掌在所需治疗的部位上做顺时针或逆时针方向持续、连贯、有节奏的环旋摩动。
功效	具有宽胸理气、健脾和胃、活血散瘀的功效。常用于咳嗽、胸闷、脘腹胀痛、外伤肿痛等症的治疗。
注意	①掌摩宜稍重缓,每分钟摩动80～100次。 ②手法应轻柔,压力应均匀。

2. 擦法

擦法是指用手掌紧贴皮肤,稍用力做快速来回直线摩擦,使体表局部发热的手法(图2-30)。

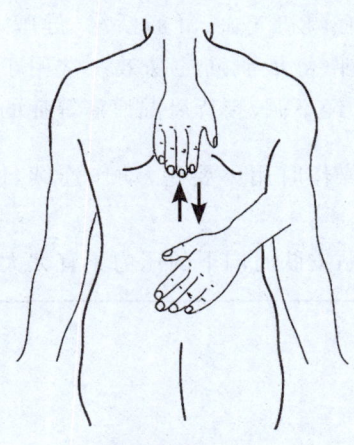

图2-30 擦法

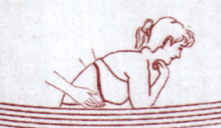

动作 ①术者手腕伸直,使前臂与手掌面处于同一平面,以手的掌指面或鱼际贴附于施术部位皮肤,稍用力下压,以肩为支点,上臂做主动运动,带动手做均匀的上下或左右的往返直线摩擦移动,以局部皮肤微红为度。

②擦法动作要稳,不论横擦或直擦均应在一条直线上,不能忽快忽慢。擦时往返距离要拉长,以免往返距离太短容易擦伤皮肤,且动作要连贯持续。

③压力要均匀适中,不可忽浮忽沉,以不使皮肤起褶皱为宜。术者肩部要放松,屈时内收,做到发力于臂,蓄劲于腕,动作平稳而有节奏感。

④擦法与摩法在动作上是有联系的,擦法为直线往返移动,摩法则为环旋移动,所以擦中兼摩,摩中兼擦。在临床上擦法常作为最后使用的手法,操作3～5分钟即可。

功效 具有调和气血、舒筋活络、健脾和胃、祛风散寒、镇静安神、舒展肌筋的功效。常用于体虚乏力、脘腹胀痛、月经不调、腰背风湿痹痛等症的治疗。

注意 ①操作时用力要稳,动作连续,做前后或上下往返直线。

②贴皮肤时向下的压力不宜太大,但速度要快。

3. 拍打法

用虚掌或手指有节律、平稳地拍打体表的一定部位,称为拍打法(图2-31)。

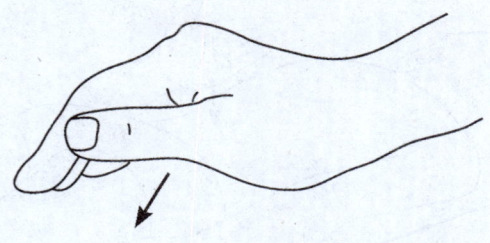

图 2-31　拍打法

动作　　操作时,五指并拢呈虚掌,掌指关节微屈,肘关节微屈,腕关节主动屈伸,顺肢体或肌筋的方向,平稳而有节奏地拍打患部。

功效　　具有舒筋活络、行气活血的功效。常用于头、颈、项、肩、背、腰、腿及下肢后侧、外侧等部位,可用于外感邪气、肢体痉挛疼痛等症的治疗。

注意　　拍打时应据弹性而用力,不可掌指面直接拍在患部而引起疼痛。

---

4. 击打法

用掌根或大、小鱼际或拳叩击体表的方法,称为击打法。击打法往往两手同时叩击,可分为侧击法(图2-32)、掌击法(图2-33)和拳击法(图2-34)三种。

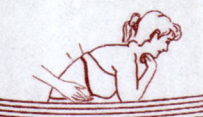

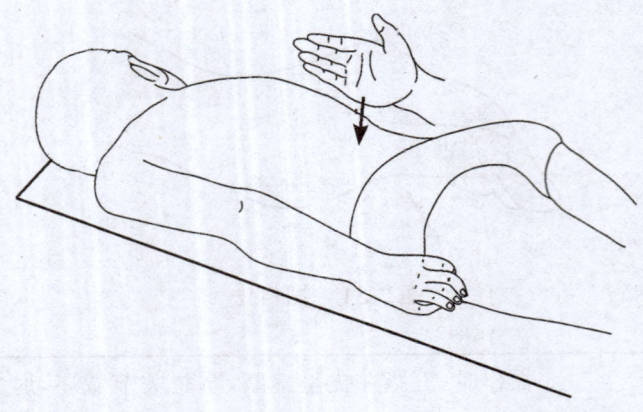

图 2-32 侧击法

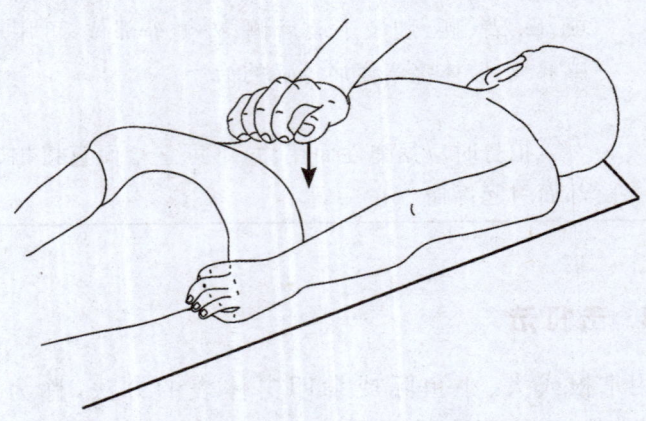

图 2-33 掌击法

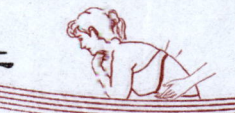

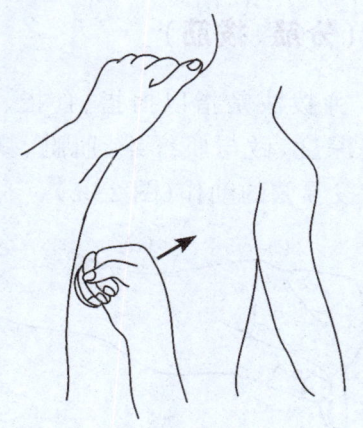

图 2-34　拳击法

动作　　①侧击法。又称小鱼际击法,手指自然伸直,腕部略向后伸,用单手或双手小鱼际部击打体表。

②掌击法。手五指自然伸开,腕略后伸,用掌根部击打体表。

③拳击法。以拳面、拳背、拳底有节奏地击打特定部位。适合背部、腰骶部及下肢。

功效　　具有通经活络、祛风散寒、舒通筋脉的功效。通过振动可缓解肌肉痉挛、消除肌肉疲劳。常用于头昏脑涨、心神不宁、寒气瘀滞等症的治疗。

注意　　①手法应持续有序,手腕灵活,动作轻快而富有弹性,用力均匀而柔软。

②击打时腕关节不能有屈伸动作。

③有风心病、脑栓塞、高血压病史的患者忌用本法。

5. 弹拨法（分筋、拨筋）

（1）弹拨法：弹拨法是指以拇指、食指、中指着力，适当用力下压至一定深度，做与肌纤维、肌腱、韧带垂直方向的频率均匀的如弹拨琴弦的动作（图 2-35）。

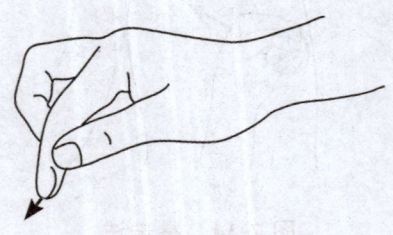

图 2-35　弹拨法

动作	①拇指深按程度依病变组织而定，一般要深按至所需治疗的肌肉、肌腱或韧带组织，待出现有酸胀、疼痛的指感后，再做与上述组织成垂直方向的往返拨动。若单手拇指指力不足时，可以双手拇指重叠进行弹拨。 ②拨时要与肌纤维（或肌腱、韧带）或经络垂直，用力要由轻到重，再由重到轻，刚中有柔。 ③本法对深部组织刺激较强，所以在使用本法后局部应加以轻快的揉摩手法，以缓解疼痛反应。
功效	具有舒筋通络、解痉止痛、整复理筋、消散结聚的功效。常用于肌筋膜炎、局部疼痛、腰肌劳损等症的治疗。

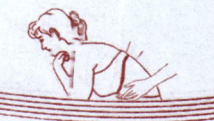

颈肩腰腿痛按摩手法

| 注意 | ①操作时注意不能与皮肤摩擦,要实而不浮,保持一定节奏。
②力量要均匀,不可作用于骨面上。
③避免指甲刮伤皮肤。 |

（2）弹筋法：弹筋法由捏法和提法复合而成。术者用拇指、食指两指,或用拇指、食指和中指三指紧捏治疗部位的肌肉或肌肤,稍用力向上提起,然后突然放开,使该部分肌肉和肌腱迅速弹回原位(图2-36)。

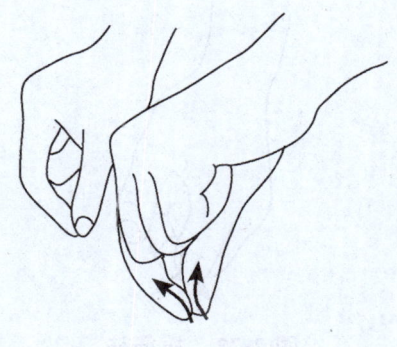

图2-36　弹筋法

| 动作 | ①提拉肌肉或肌肤时,拇指、食指或拇指、食指、中指要相对用力,避免用力偏差捻伤皮肤,反复操作3～5遍即可。
②松手时要突然,且有弹性感,如拉放弓弦。 |
| 功效 | 具有畅通气血、舒筋活络的功效。常用于软组织扭挫伤或劳损,以及风湿痹痛症的治疗。 |

注意	①用指腹着力,拿紧肌肉或肌腱,提弹时要有力而迅速,快提快放。
	②用力要由轻到重,刚中有柔,切勿用指端用力掐。
	③力量要均匀,不可作用于骨面上。

(3)拨筋法:拨筋法是将拇指或食指、中指的指关节突起外按压于患者的肌肉或神经的一侧,用稳力在垂直于该组织走行方向上进行往返拨动(图 2-37)。

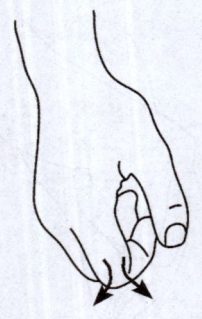

图 2-37　拨筋法

动作	拨筋时手指不离开按压的皮肤,往返拨动时力量要均匀,不能时轻时重,一个部位操作 3~5 遍即可。
功效	具有疏通经络、调理筋脉的功效。常用于肌筋粘连、气血瘀滞等症的治疗。
注意	力量要均匀,不可作用于骨面上。

6. 摇腰法

摇腰法要求患者取坐位,腰部放松,术者坐在患者的后面。此法对术者的体力要求较高,而且仅限于腰部运动障碍恢复期应用(图 2-38)。

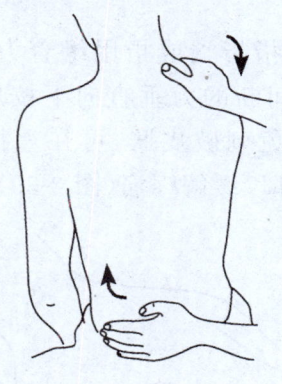

图 2-38　摇腰法

动作	①术者用一手按住患者一侧的腰部,另一手扶住对侧肩部,两手协调用力,将腰部缓慢摇晃。 ②另一种摇腰法患者可取俯卧位,下肢伸直放松。术者用一手掌按住腰部,另一手以前臂托于下肢股前远端,并用力将下肢抬起,然后做过伸位的腰部顺时针或逆时针方向的摇动,每个方向摇动 30~50 次。
功效	具有解痉止痛、梳理肌筋的功效。常用于腰部酸痛、板滞、活动不利等症的治疗。
注意	动作要缓和,用力要平稳,摇动方向及幅度要在生理活动范围内进行。

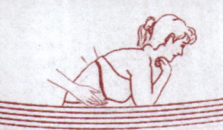

(四)常用的腿部按摩手法

1. 掐法

掐法是指用拇指指端或指甲缘着力,选取一定的部位或穴位,用持续或间断的力垂直向下按压的手法。操作时要取准穴位,为避免刺破皮肤,可在重掐部位覆盖一层薄布,掐后可轻揉局部以缓解疼痛(图 2-39)。

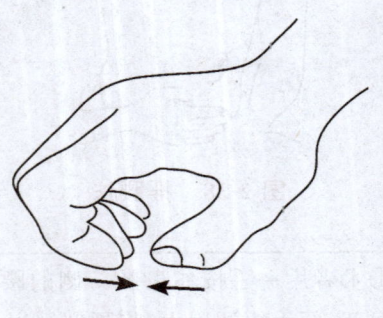

图 2-39 掐法

动作	①术者以单手或双手拇指端甲缘,将力贯注于指端,着力于体表的施术部位或穴位上长按而掐之。 ②手指垂直用力按压,用力由轻到重,不能抠动,或两指同时用力抠掐,但不刺破皮肤。 ③掐后常继以按揉,以缓和刺激,减轻局部疼痛感。

功效	具有开窍醒神、兴奋神经、温通经络的功效。常用于头晕眼花、精神萎靡等症的治疗。
注意	①用于局部消肿时,必须从肿胀部位的远心端开始,以轻巧而密集的手法向下切压皮肤,依次向近心端移动,移动的速度宜缓慢,用力不可过大。 ②用于点掐穴位时,要手握空拳,拇指伸直,紧贴食指桡侧缘,用拇指指端或指甲(以指代针)着力于穴位上,用力逐渐加重,以引起"得气"为度,掐后轻揉局部以缓解不适感。 ③用于急救时,手法宜重、快,但要防止指甲刺破皮肤。

2. 抖法

抖法是指术者用双手或单手握住患肢远端,微微用力做小幅度的上下连续抖动,使患肢关节、肌肉有松动感的手法。抖法在临床上常作为辅助或结束手法,有抖上肢(图2-40)和抖下肢(图2-41)之分。

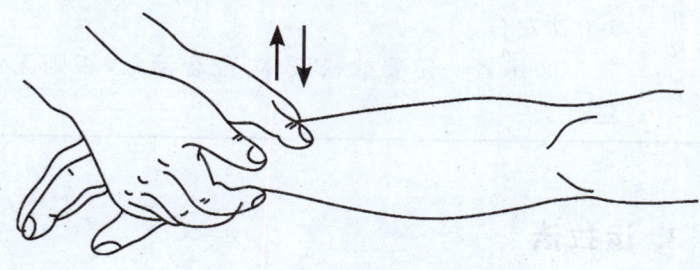

图2-40 抖上肢

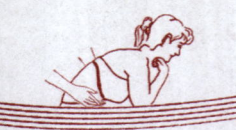

颈肩腰腿痛推拿按摩

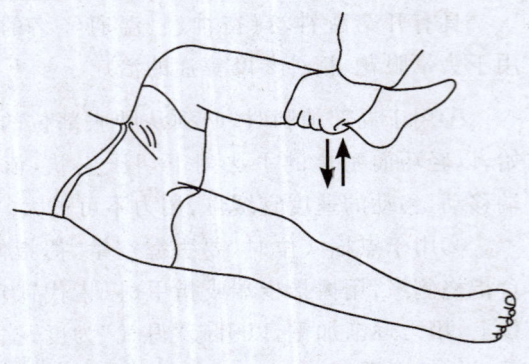

图 2-41 抖下肢

动作　　按摩者用双手或单手,握住被按摩者肢体的远端,沿单一方向,稍微用力做连续小幅度的上下快速抖动。

功效　　具有疏松脉络、滑利关节的功效。常用于肩臂疼痛、腰腿疼痛等症的治疗。

注意　　①抖动时用力要自然,抖动幅度要小,但频率要快。一般抖动幅度在3~5厘米。上肢抖法频率一般在每分钟200次左右,下肢抖法频率一般在每分钟100次左右。

②患者一定要放松肢体,配合治疗,否则无法进行。

3. 运拉法

运拉法是指术者用一手握住被按摩者关节远端肢体,

另一手握住关节近端肢体,在关节的生理活动范围内做被动性运动的手法(图2-42)。

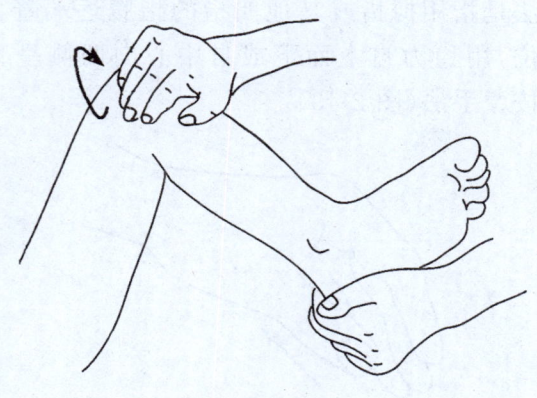

图 2-42　运拉法

动作　　①动作要缓和、用力要稳。
②动作幅度要在正常活动范围内,由小到大。
③若是进行环转运动,可按顺时针或逆时针方向。

功效　　具有滑润关节、舒筋活血、防止或松解关节粘连、改善关节运动功能和纠正小关节处的微细解剖位置改变等功效。适用于四肢关节及颈腰部的治疗。常在按摩的后阶段使用,能增进关节的活动幅度和消除关节屈伸不利等疲劳性酸痛。

注意　　运用该法时,必须在关节的生理活动范围内进行,动作幅度由小到大。

4. 理筋法（顺筋法）

理筋法是指用拇指或其他四指的指腹远端着力于患者的一定部位，用稳力自上而下或自中心向两侧呈直线或弧线理顺的按摩手法（图2-43）。

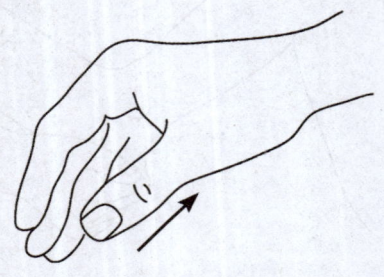

图 2-43　理筋法

动作　　①操作时伤部应尽量放松，用一手拇指指腹固定伤部的健侧端，另一手拇指指腹沿着韧带、肌纤维和神经行走的方向向患端顺理，也可以从伤部的上端向下端顺理，反复数遍。
②用力必须均匀持续，指腹移动必须缓慢。

功效　　具有解痉止痛、疏通经脉的功效。常用于肌筋膜粘连、外感风邪、脉若弦虚等症的治疗。

注意　　操作时指力要平稳、均匀。操作时力度要适当，一个部位操作3~5遍即可。

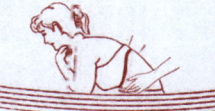

三、颈肩腰腿痛按摩穴位

（一）颈部按摩的常用穴位

颈部按摩的常用穴位，见图 3-1、表 3-1。

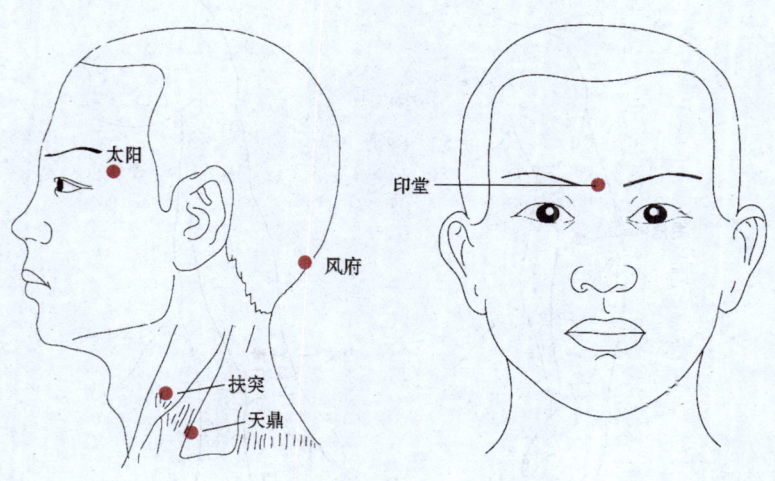

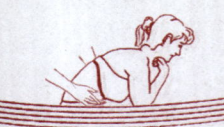

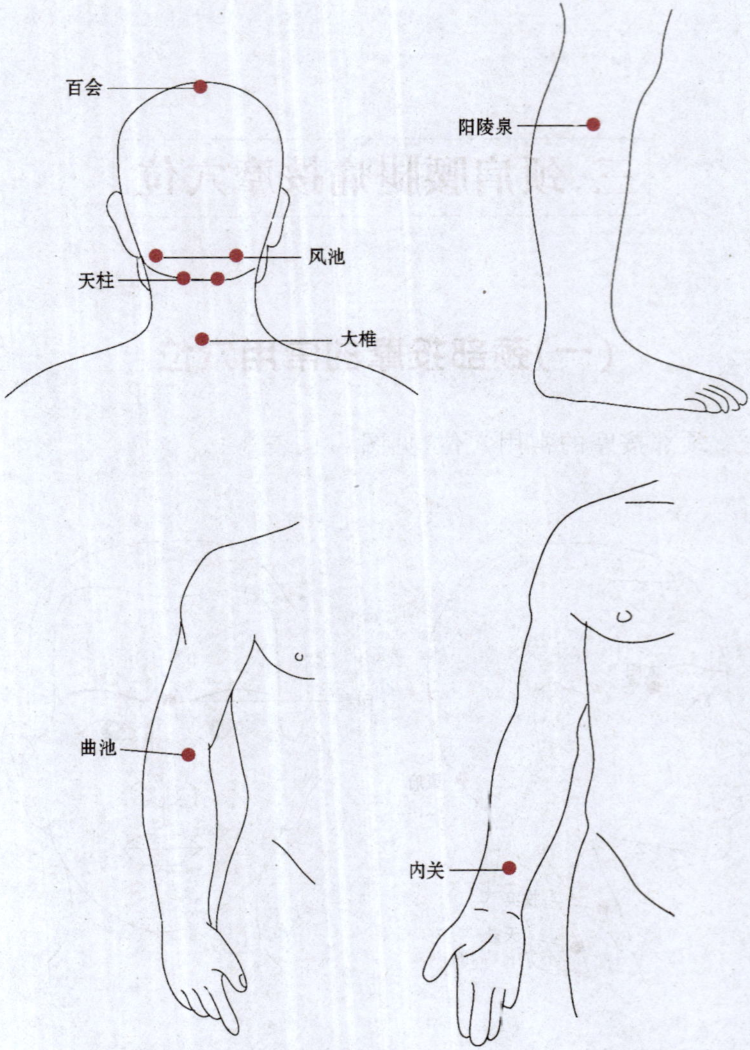

图 3-1 颈部按摩的常用穴位

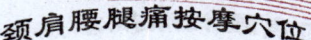
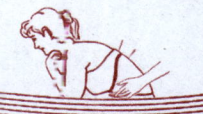

颈肩腰腿痛按摩穴位

表 3-1 颈部按摩的常用穴位

穴 位	定 位	主 治	按摩功效
百会穴	位于后发际正中直上7寸,与两耳尖联线的交点。取穴时,将双手拇指插入两耳洞,两手中指在头顶相触之处即为此穴	头痛、眩晕、失眠等症	经常按摩百会穴有助于提升体内的中气。颈椎病所引起的头昏脑涨者,每天可用手指轻轻按摩此穴30~50次
印堂穴	位于额部,两眉头中间	头痛、眩晕、鼻塞等症	每天按揉印堂穴30次,能大大改善颈椎病所引起的头痛、头晕目眩、恶心等病症
太阳穴	位于目外眦与眉梢之间外开1寸的凹陷处。取穴时,将眉梢延长线与眼外角延长线相交,两线交点的凹陷处即是此穴	头痛、头晕、目眩、视力下降等症	当颈椎病引起头晕、头痛、视力下降时,除了可以用手指按压该穴外,还可将尤加利(桉树)、薰衣草等植物精油,或风油精、万金油等,直接涂抹在该穴位处,也能起到明显的改善作用
风府穴	位于项部,后发际正中直上1寸,枕外隆凸直下,两侧斜方肌之间凹陷处。取穴时,沿脊柱向上,入后发际上1横指处即是此穴	头痛、颈项强痛、目眩、鼻塞、咽喉肿痛等症	风府穴对颈椎病所引起的头痛、眩晕、颈部疼痛、活动不利等具有明显的缓解作用。可点揉风府穴数分钟以解不适

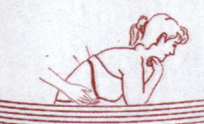

续表

穴 位	定 位	主 治	按摩功效
风池穴	位于颈后两侧枕骨下方,发际的两边大筋外侧凹陷处	头痛、眩晕、失眠、视物模糊、颈部疼痛等症	经常按摩风池穴可疏风散寒,开窍镇痛,能够改善头胀痛、颈项强痛不适、颈椎活动受限、颈椎怕风怕冷等症状。长期伏案工作的颈椎病患者,可用两手的拇指,交叉按压该穴位3～5次,即可改善颈部的血液供应
天柱穴	位于后头骨正下方凹处,即颈项发际下,大筋外侧凹陷处,后发际正中旁开约2厘米左右各一个	头痛、落枕、失眠等症	天柱穴是改善颈部、脊椎类疾病的首选穴之一,具有祛风止痛,活血化瘀的作用。经常按摩此穴位能够改善颈椎酸痛、落枕及肩膀肌肉僵硬、酸痛,治疗疼痛、麻痹等后遗症
大椎穴	位于颈椎根部,第7颈椎下缘,鼓起最明显骨头的下缘	发热、盗汗、全身皮肤过敏、颈椎病、肩背疼痛等症	经常按摩大椎穴可疏风散寒,活血通络。能够改善脖子痛、落枕、颈椎病等症
天鼎穴	位于侧颈部的喉结约一指宽下方,胸锁乳突肌后缘	咽喉部肿块、颈部强直、颈部肌肉酸痛等症	经常按摩天鼎穴可疏通经络,理气散结。能够改善咽喉部肿块、颈部强直、颈部肌肉酸痛等症
扶突穴	位于颈外侧部,结喉旁,在胸锁乳突肌的前、后缘之间	咳嗽、气喘、咽喉肿痛等症	经常按摩扶突穴可通经活络,理气消肿。能够改善颈部僵直、肿痛、左右活动受限等症

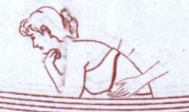

三 颈肩腰腿痛按摩穴位

续表

穴 位	定 位	主 治	按摩功效
曲池穴	位于肘横纹外侧端与肱骨外上髁之间。取位时,肘关节半屈位,肱骨外上髁前凹陷处即是此穴	发热、头痛、高血压、手臂肿痛无力等症	曲池穴为手阳明经的"合穴",故按摩此穴能疏通手阳明经之气,上达颈项下至食指,缓解由颈椎病变引起的手臂疼痛与麻木
内关穴	位于手前臂掌侧中线腕横纹上2寸。取穴时,手前臂掌侧中线,腕横纹上3横指处即是此穴	胸闷、胸痛、头晕、心悸、呕吐、呃逆等症	内关穴是手厥阴心包经的"络"穴,它最擅长治疗的就是各种心血管疾病、肠胃功能紊乱,如头晕、目眩、胸闷、心悸、恶心、呕吐等症。因而当出现交感神经型、椎动脉型颈椎病时,取该穴按摩最为合适
阳陵泉穴	位于小腿腓骨小头前下方凹陷中。取穴时,小腿外侧上端骨性突起物前下方凹陷中即是	高血压、偏头痛、坐骨神经痛、落枕、膝关节及下肢外侧病变	阳陵泉穴是足少阳经的"合"穴,对肝胆两经疾病,具有逆气而泻、舒筋通络的作用。中医称肝主筋,主疏泄,所以按摩此穴,能解除肌肉和血管的痉挛,抑制颈部的疼痛,改善颈部关节的活动

(二)肩部按摩的常用穴位

肩部按摩的常用穴位,见图 3-2、表 3-2。

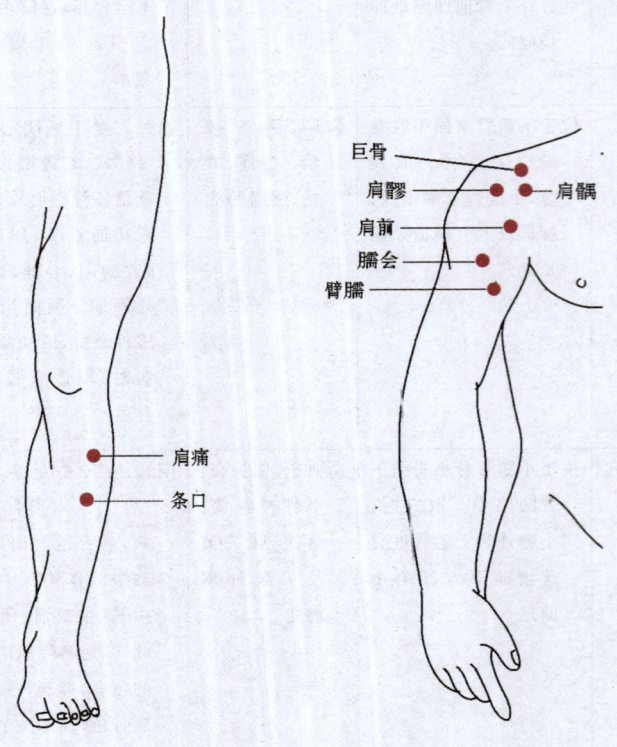

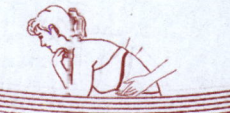

三 颈肩腰腿痛按摩穴位

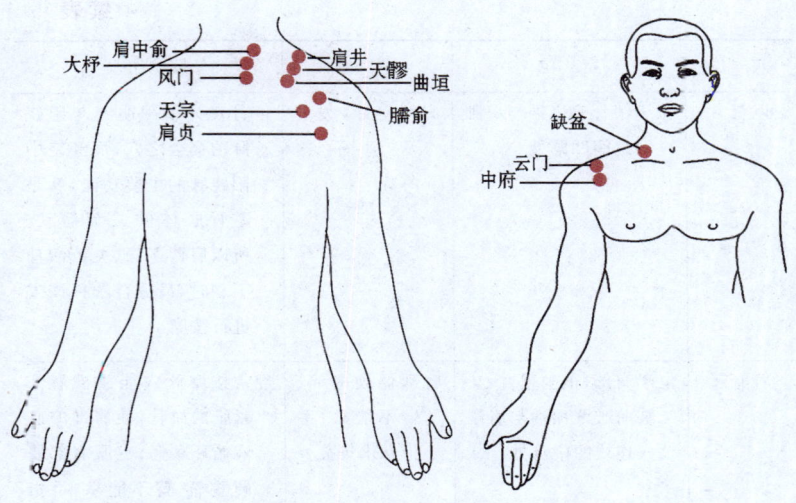

图 3-2 肩部按摩的常用穴位

表 3-2 肩部按摩的常用穴位

穴位	定位	主治	按摩功效
条口穴	位于小腿前外侧,犊鼻穴下8寸,距胫骨前缘1横指。取穴时,先找到足三里穴,再向下量5寸处即是该穴	脘腹疼痛、下肢肌肉萎缩、足背肿痛、肩臂疼痛等症	能够治疗肩膀发沉、肩周炎、肩膀痛、食窒痛、高血压、心血管疾病等。每天用拇指按揉条口穴1~3分钟,长期坚持,能防治肩周炎
肩髃穴	位于锁骨肩峰端下缘,上臂平举时前方凹陷处	肩臂部位疼痛、上肢关节活动不利等症	凡是肩周炎、手臂神经痛患者,可先将热毛巾或热水,在肩髃穴处稍加热敷、冲沐,随后以点、按、摩、揉等手法进行局部按摩

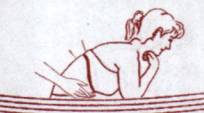

续表

穴　位	定　位	主　治	按摩功效
巨骨穴	位于锁骨肩峰端与肩胛冈之间凹陷处	肩臂疼痛,关节活动不遂等症	巨骨穴为手阳明经与阳跷脉的交会之穴,而经络中阳跷脉的主要功能,就是掌管肢体的关节运动。所以肩臂疼痛、关节活动不利时,最适合选择该穴进行按摩
肩前穴	位于肩部,正坐垂臂,在腋前皱襞顶端与肩髃穴连线的中点处	肩部僵硬酸痛、臂不能举、手指麻木等症	经常按摩此穴能放松肩部紧张的血管,使肩部的血液循环顺畅,克服肩部僵硬酸痛、臂不能举、手指麻木等症
云门穴	位于胸外侧部,肩胛骨喙突上方,锁骨下窝凹陷处,距前正中线6寸。取穴时,两手叉腰直立,胸廓上部锁骨外侧端下缘的三角形凹窝正中处即是此穴	咳嗽、气喘、肩臂痛、上肢不举等症	中医称云门穴是人体气血的首出之处,通过按摩此穴,既可促进体内气血的流通,又能滋养筋脉、滑利关节
肩中俞穴	位于脊柱区,第7颈椎棘突下,后正中线旁开2寸	咳嗽、气喘、目视不明、落枕、肩背疼痛、颈项强急等症	肩中俞穴上接颈、下连背、旁达肩,为这三者的要冲部位,故按摩肩中俞穴,最善于通阳散寒、行气止痛,同时缓解肩颈背三处的异常

颈肩腰腿痛按摩穴位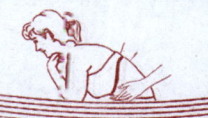

续表

穴 位	定 位	主 治	按摩功效
肩髎穴	位于肩峰后下方,当上臂平举时,肩后部所呈现的凹陷处	肩臂痛、肩重不能举、中风瘫痪、风疹、肩关节周围炎、肋间神经痛等症	具有祛风除湿,舒筋活络的功效。主治肩臂疼痛、肩关节活动不利等症。肩臂疼痛者,可每天按摩此穴数分钟
天髎穴	位于肩胛区,肩井与曲垣连线的中点,肩胛骨上角骨际凹陷处	肩臂痛、颈项强痛、胸中烦满等症	具有祛风湿,通经络的功效。对于冈上肌腱炎的治疗有很好的疗效
曲垣穴	位于肩胛区,肩胛冈内侧端上缘凹陷中,臑俞与第2胸椎棘突连线的中点处	肩胛拘急疼痛,肩臂麻木等症	具有祛风、散寒、舒筋活络的功效,用于肩胛拘挛疼痛肩背痛、冈上肌腱炎肩周炎等症的治疗
臑俞穴	位于肩部,当腋后纹头直上,肩胛冈下缘凹陷中。取穴时,患者采取正坐垂肩位,上臂内收时,当肩贞直上,肩胛冈下缘处即是	肩周炎、脑血管病后遗症、颈淋巴结结核等症	具有舒筋活络,化瘀消肿的功效,对于肩周炎治疗有很好的疗效
天宗穴	位于肩胛区,肩胛冈中点与肩胛骨下角连线上1/3与下2/3交点凹陷处	肩胛疼痛、肘臂疼痛、风湿痛、上肢瘫痪、气喘、乳痛等症	经常按摩天宗穴可以温经活血、祛寒除湿,能够改善颈椎病颈部僵痛、肩部疼痛、肩关节疼痛、腋下、胸壁胀痛等症

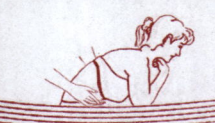

续表

穴 位	定 位	主 治	按摩功效
臑会穴	位于臂后区,肩峰角下3寸,三角肌的后下缘凹陷处	目疾、瘰疬、瘿气、肩臂痛、肩胛肿痛等症	具有降浊除湿的功效。经常按摩臑会穴可以改善肩部肌肉劳损等症
肩井穴	位于肩胛区,在第7颈椎棘突与肩峰最外侧点连线的中点处	头项强痛、肩背疼痛、坐骨神经痛、中风、乳痈、脚气、乳腺炎等症	肩井穴位于颈椎到肩关节这一条线上的中点,故按此处,可以令颈肩部肌肉的紧张、疲劳、僵硬得到缓解
大杼穴	位于肩胛内侧,第一胸椎棘突下旁开二横指宽处	头晕、目眩、头痛、发热、咳嗽、哮喘、喉痹、项强、肩胛痛等症	经常按摩大杼穴可以强筋骨、清邪热,能够改善肩部酸痛、肩周炎、颈椎等症
风门穴	位于脊柱区,第2胸椎棘突下,旁开1.5寸	伤风、感冒、咳嗽、发热头痛、项强、胸背痛、颈椎痛、肩膀酸痛等症	风门穴能够运化膀胱经气血上达头部。具有宣肺解表、疏散风邪、调整气机的功效
肩贞穴	位于肩胛区,肩关节后下方,臂内收时,腋后纹头直上1寸处	肩臂疼痛、风湿痛、手臂不举、瘰疬、耳鸣等症	肩贞穴为手太阳经入肩第一穴,所以在临床上它常与肩髃穴、肩髎穴相配合,用于肩周炎的治疗,被称之为"肩三针"

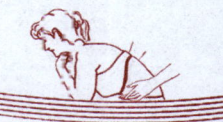

三 颈肩腰腿痛按摩穴位

续表

穴位	定位	主治	按摩功效
臂臑穴	位于肘上7寸,三角肌下端的上方,曲池穴与肩髃穴连线上	肩臂疼痛、颈项肌肉痉挛、淋巴结肿痛、青光眼等症	大多数的肩周炎病症发作时,疼痛都会累及手臂、肩肘等处,此时即可从肩部的肩贞穴、肩髃穴、肩髎穴等,一直向下按摩到臂臑穴、曲池穴处
缺盆穴	位于锁骨上窝中央,距前正中线4寸处	肩部肌肉痉挛、肩周炎、肩膀僵硬疼痛、肩关节损伤等症	经常按摩缺盆穴可以活血散瘀、温经通络,并可以改善肩部肌肉痉挛、肩周炎、肩膀僵硬疼痛、肩关节损伤等症
中府穴	位于胸前壁的外上方,云门穴下方1寸处,前正中线旁开6寸,平第一肋间隙处	咳嗽、气喘、胸痛、肩背痛等症	按摩中府穴,不仅可推动气血的运行与畅通,而且能松解肩周部位的炎症与粘连,缓解肩部肌肉僵硬酸痛
肩痛穴	位于足三里下2寸处	肩周炎	肩痛穴属于经外奇穴,是近年来发现的治疗肩周炎的经验穴

(三)腰背部按摩的常用穴位

腰背部按摩的常用穴位,见图3-3、表3-3。

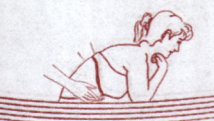

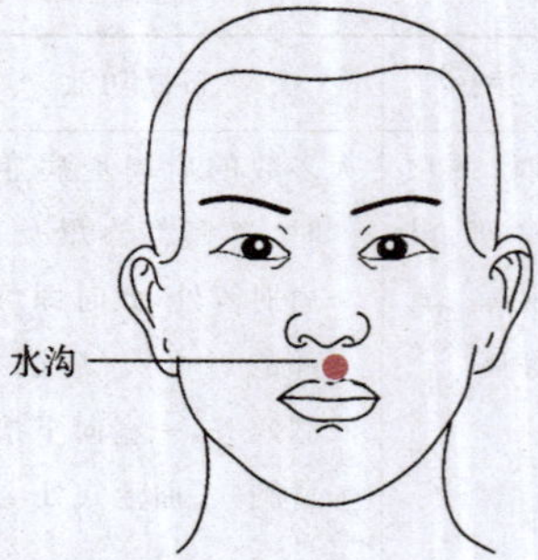

颈肩腰腿痛推拿按摩

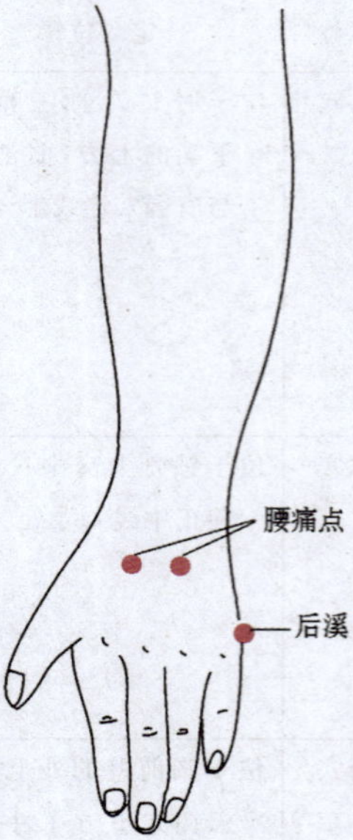

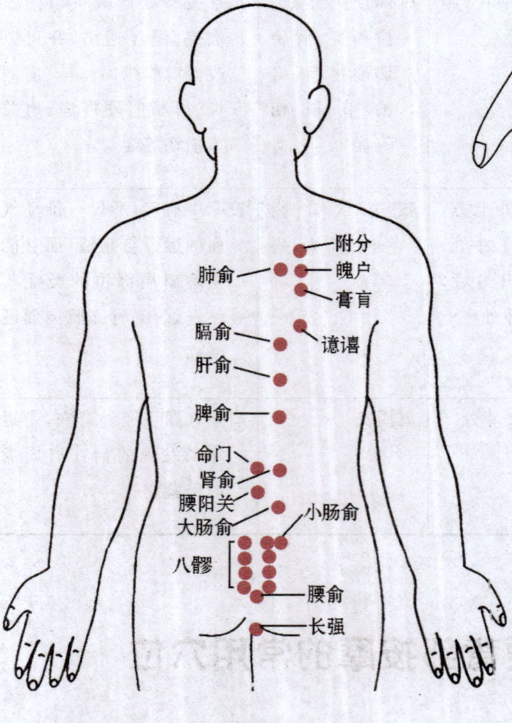

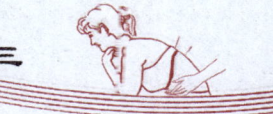

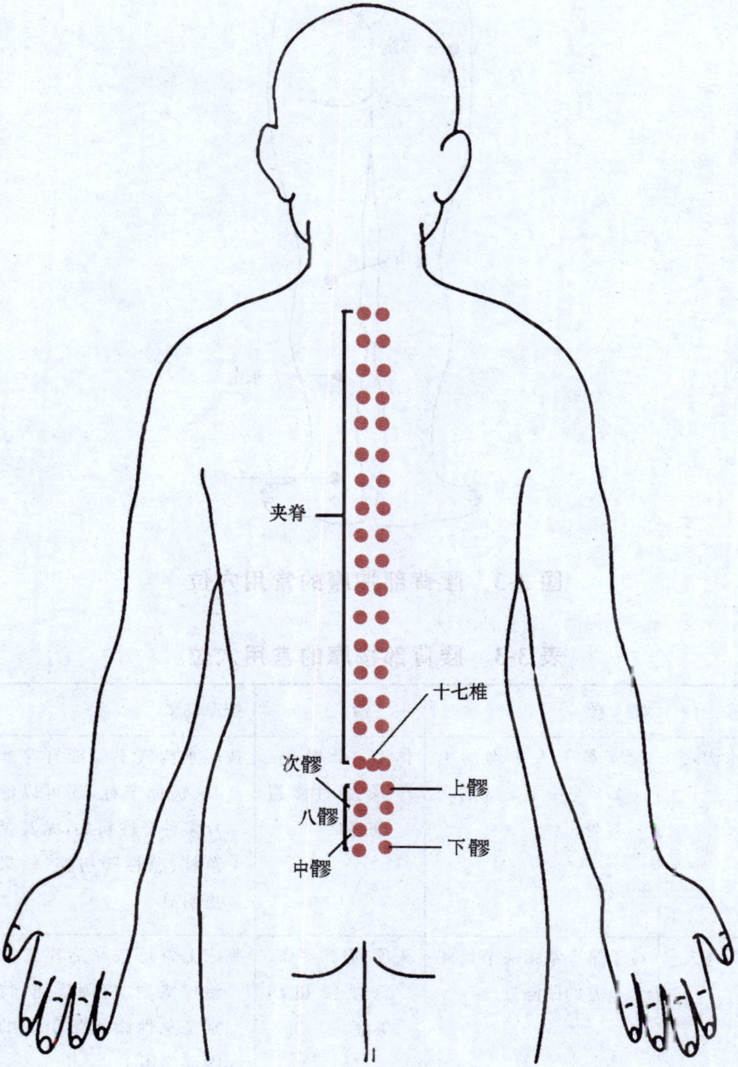

颈肩腰腿痛按摩穴位

夹脊

十七椎
次髎
八髎
中髎
上髎
下髎

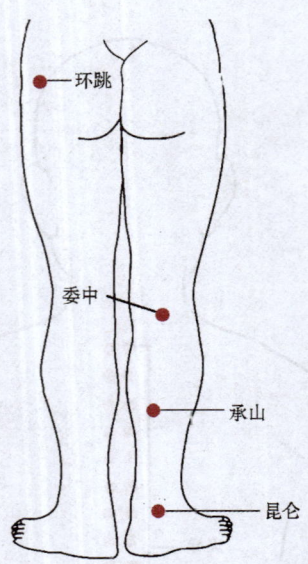

图 3-3　腰背部按摩的常用穴位

表 3-3　腰背部按摩的常用穴位

穴　位	定　位	主　治	按摩功效
水沟穴	位于鼻下人中沟的上1/3与中下2/3的交界处	休克、晕厥、狂躁、急性腰扭伤等症	按压水沟穴不仅能开窍醒脑、镇惊宁神,还可以治疗多种脊柱疾病,尤其是落枕、急性腰扭伤,效果更明显
后溪穴	位于第5掌指关节尺侧上方的凹陷处	头项、肩胛疼痛、急性腰扭伤等症	临床上常可按摩后溪穴来治疗头项、肩胛疼痛,特别是急性腰扭伤引发的腰部疼痛

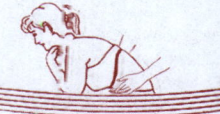

三 颈肩腰腿痛按摩穴位

续表

穴 位	定 位	主 治	按摩功效
肺俞穴	位于背部,在第3胸椎棘突下,旁开1.5寸处	发热、咳嗽、鼻塞、胸满逆喘、咯血、喉痹、盗汗、骨蒸潮热、胸闷心悸、脊背疼痛、皮肤瘙痒等症	肺俞穴具有调补肺气、补虚清热的功效,多用于散发肺脏之热
膈俞穴	位于背部,在第7胸椎棘突下旁开2横指,平肩胛下角处	气治气喘、咳嗽、心痛、心悸、呕吐、呃逆、吐血、便血、潮热、盗汗等症	膈俞穴具有理气宽胸、活血通脉的作用,多用于治疗背部瘀血疼痛、背部肌肉劳损、慢性出血性疾病等
肝俞穴	位于背部,在第9胸椎棘突下旁开2横指宽处	黄疸、胁痛、吐血、目赤、目眩、雀目、癫狂、脊背痛、胃肠病、胸痛腹痛、肝病、老年斑、皮肤粗糙、失眠等症	经常按摩肝俞穴可以疏肝利胆、理气明目、理气和胃、通络止痛,能够改善背肌筋膜炎、腰背痛等症
脾俞穴	位于脊柱区,在第11胸椎棘突下,旁开1.5寸处	腹胀、腹泻、痢疾、呕吐、便血、黄疸、水肿、胃痛、背痛等症	经常按摩脾俞穴可以健脾和胃、利湿升清,能够改善腰背痛、背部肌肉萎缩、背肌筋膜炎等症

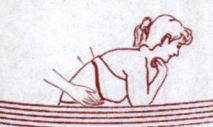

续表

穴 位	定 位	主 治	按摩功效
肾俞穴	位于腰部,在第2腰椎棘突下旁开2横指宽处,左右各一穴位	耳鸣、耳聋、遗尿、小便不利、遗精、阳痿、月经不调、痛经、水肿、腰膝酸痛、下肢疼痛、麻木不仁等症	肾俞穴具有益肾助阳、强腰利水的作用。多用于治疗腰酸腿痛、腰肌劳损、腰椎间盘突出症、下肢肿胀、全身疲劳等
命门穴	位于腰部,后正中线上,在第2腰椎棘突下缘的凹陷中	头痛、耳鸣、遗尿、尿频、泄泻、月经不调、赤白带下、白浊、遗精、阳痿、早泄、癫痫、惊恐、腰脊强痛、手足逆冷等症	经常按摩命门穴可以舒通经络、改善气血运行,改善腰酸腿软、腰肌劳损、腰椎间盘突出症、棘间韧带炎、全身疲劳,以及阳痿、滑精、早泄、性欲淡漠、月经不调等所致的腰痛
大肠俞穴	位于第4与第5腰椎棘突之间,旁开1.5寸处	腹痛、腹胀、肠鸣、腹泻、痢疾、便秘、腰痛、遗尿、急慢性腰痛、坐骨神经痛等症	经常按摩大肠俞穴可以转输气机、调和气血,对改善因气血不足、循环不通所致的腰背疼痛很有效果。同时还能够改善骶髂关节炎、骶棘肌痉挛、坐骨神经痛等症

三 颈肩腰腿痛按摩穴位

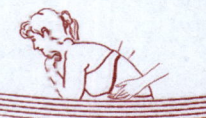

续表

穴　位	定　位	主　治	按摩功效
小肠俞穴	位于骶部，在骶正中嵴旁1.5寸，平第1骶后孔处	腹痛、腹胀、腹泻、痔疾、疝气、小便不利、遗尿、腰腿痛等症	经常按摩小肠俞穴可以通调二便、清热利湿，还能够改善骶髂关节炎、腰腿痛等症
夹脊穴	在背腰部，当第1胸椎至第5腰椎棘突下两侧，后正中线旁开0.5寸，左右各17个穴	范围较广，其中上胸部穴位治疗心肺部及上肢病症；下胸部的穴位治疗胃肠部病症；腰部的穴位治疗腰、腹及下肢病症	中医在治疗脊柱及其相关疾病时，常会有针对性地选择其所相应的夹脊穴，进行针灸或按摩
腰阳关穴	位于腰部，在后正中线上，第4腰椎棘突下凹陷中	月经不调、赤白带下、遗精、阳痿、便血、腰骶部疼痛、下肢肌肉萎缩、感觉麻痹、下肢神经痛等症	经常按摩腰阳关穴可以祛寒除湿、舒筋活络、振奋阳气、强壮腰膝，能够改善腰骶疼痛、下技萎痹、腰骶神经痛、坐骨神经痛、类风湿病、小儿麻痹等症
十七椎穴	位于腰骶部下端第5腰椎正下方凹处	腰骶痛、腰腿痛、下肢瘫痪、崩漏、痛经、月经不调、遗尿等症	经常按摩十七椎穴可以活血通络、化瘀止痛、健腰益肾，能够改善腰肌劳损、闪腰、慢性腰痛等症

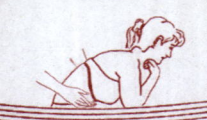

续表

穴 位	定 位	主 治	按摩功效
八髎穴	位于骶椎上,分为上髎、次髎、中髎和下髎,左右共8个穴位,分别在第1、2、3、4骶后孔中,合称"八穴"	腰骶部疾病、坐骨神经痛、下肢肌肉萎缩麻痹等症	经常按摩八髎穴可以调理下焦、通经活络、强腰利湿,能够改善腰骶部疼痛、腰骶关节炎、膝关节炎、坐骨神经痛、下肢瘫痪、小儿麻痹后遗症等症
环跳穴	位于股骨大粗隆的后上方。侧卧时,在股骨大粗隆与骶管裂孔联线的中1/3和外1/3的连接点处	腰椎间盘脱出、腰椎管狭窄、坐骨神经痛等症	经常按摩环跳穴可以调经清热、散寒除湿、补益肾气,能够改善腰脊疼痛、下肢痿痹、腰骶神经痛、足清冷麻木等症
腰俞穴	位于第4骶骨下,在后正中线上,适对骶管裂孔处	腰腹冷痛、闭经、痛经、腹泻、便秘、便血、脱肛、癫痫、腰脊强痛、下肢痿痹、坐骨神经痛等症	治疗腰腿疼痛、下肢感觉麻木、肌肉萎缩、活动不利时,中医主要采用的就是疏通督脉、足三阳经,腰俞穴就是其中一个极好的治疗点
委中穴	位于膝关节后侧腘横纹中点,股二头肌与半腱肌肌腱之间	急性腰背痛、坐骨神经痛	凡是腰背疼痛,都可以取委中穴治疗。此时可让患者趴在床上,由自己或术者,以拇指端连续按压此穴,擦上一点药酒效果更好

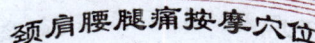
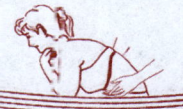

续表

穴 位	定 位	主 治	按摩功效
附分穴	位于背部,在第2胸椎棘突下,旁开3寸处	颈项强痛、肩背拘急、肘臂麻木等症	经常按摩附分穴可以舒筋活络、疏风散邪,能够改善颈椎病、颈部肌肉痉挛、肩周炎、肩膀僵硬疼痛等症状
魄户穴	位于背部,在第3胸椎棘突下,旁开3寸处	咳嗽、气喘、肺痨、项强、肩背痛、肩周炎、肩部肌肉萎缩或痉挛等症	经常按摩魄户穴可以理气降逆、舒筋活络,能够改善肩背上臂酸疼或麻木、肩周炎、肩部肌肉萎缩或痉挛等症状
膏肓穴	位于脊柱区,第4胸椎棘突下,旁开3寸处	咳嗽、气喘、肺结核、健忘、盗汗、遗精、完谷不化、神经衰弱、久病体虚等症	按摩膏肓穴可以补虚益损、调理肺气,经常按摩还可以改善肩膀肌肉僵硬、酸痛等症状
谚语穴	位于背部,在第6胸椎棘突下,旁开3寸处	咳嗽、气喘、热病、肩背痛等症	经常按摩谚语穴可以宣肺理气、通络止痛,能够促进肩部周围血液循环,改善肩背肌痉挛,肩关节脱位、扭伤,肩部肿胀酸痛,肩部肌肉萎缩或痉挛等症

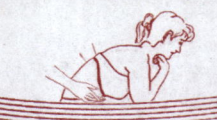

续表

穴 位	定 位	主 治	按摩功效
承山穴	位于小腿腓肠肌两侧肌腹下方,伸直小腿时,肌腹下"人"字纹处	腰背疼痛、坐骨神经痛等症	按摩承山穴,能起到疏风散寒、宣达阳气、疏通经络的作用,对腰背疼痛、坐骨神经痛、小腿腓肠肌痉挛等症可起到有效的治疗作用
昆仑穴	位于小腿外踝后缘与跟腱之间,平外踝的中点处	腰背疼痛、坐骨神经痛、踝关节病变等症	针、灸、按、摩昆仑穴,都可起到疏经通络、散寒止痛、行气活血的作用
长强穴	位于会阴区,尾骨下端与肛门连线的中点凹陷处	治疗泄泻,便秘,便血,痔疾,脱肛,阴部湿痒,遗精,阳痿,腰脊、尾骶部疼痛,癫狂,小儿惊痫等症	经常按摩长强穴可以解痉止痛、调畅通淋

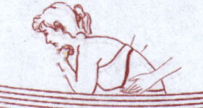

(四)腿部按摩的常用穴位

腿部按摩的常用穴位,见图 3-4、表 3-4。

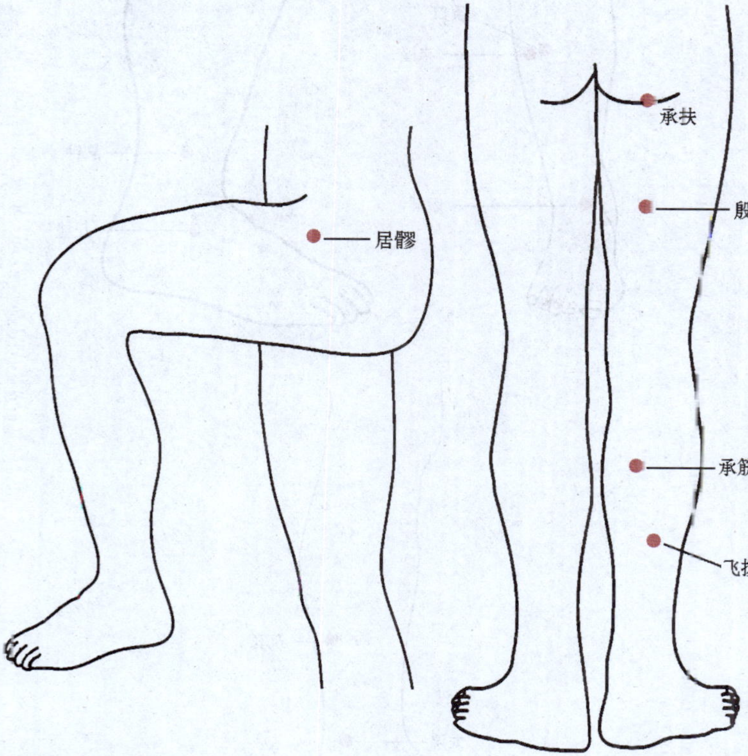

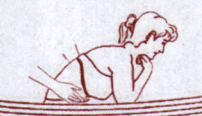

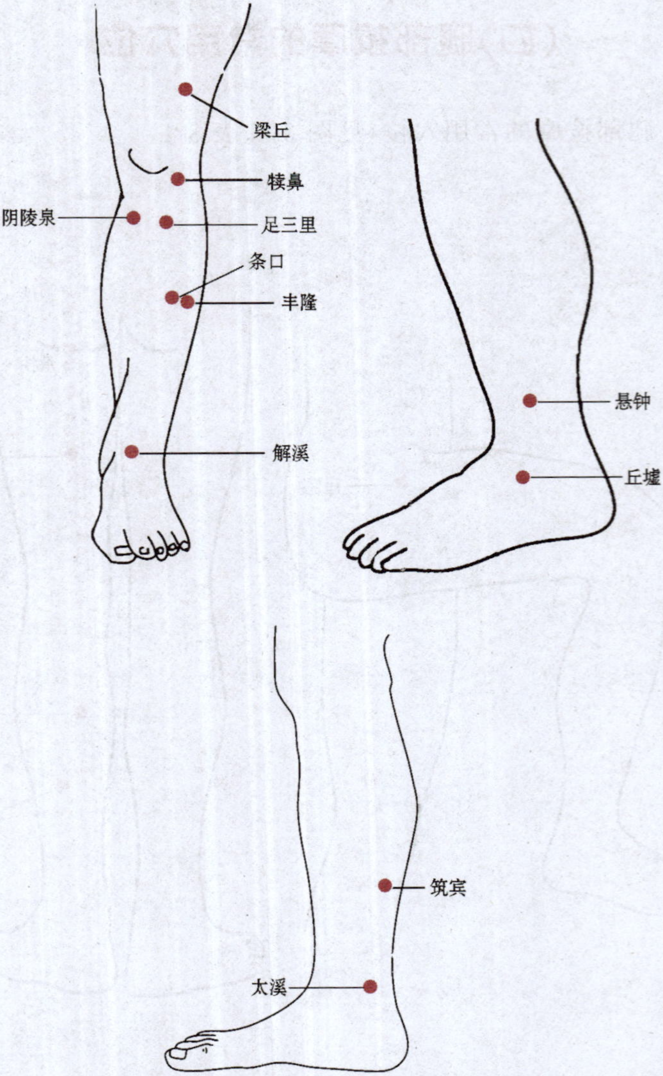

图 3-4　腿部按摩的常用穴位

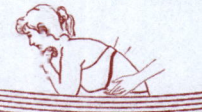

三 颈肩腰腿痛按摩穴位

表 3-4　腿部按摩的常用穴位

穴　位	定　位	主　治	按摩功效
居髎穴	位于髂前上棘与股骨大转子最凸点连线的中点处	腰腿痹痛、髋关节及周围软组织的疾病，改善瘫痪、足痿等病症	经常按摩居髎穴可以舒筋活络、益肾强健，并且能够改善腰腿痹痛、髋关节及周围软组织的疾病，改善瘫痪、足痿等病症
承扶穴	位于大腿后面臀横纹的中点	腰骶痛、坐骨神经痛、下肢瘫痪等症	承扶下深层处即有坐骨神经通过，它作为人体最长的神经干线，起于第 5 腰椎与第 1 骶椎之间，一直向下延伸至足背外侧，所以按摩承扶穴，对缓解下肢腿部疼痛具有非常重要的治疗价值
殷门穴	位于大腿后面承扶穴与委中穴的连线上，承扶穴下 6 寸处	腰背痛、坐骨神经痛、髋关节疾病、下肢麻痹疼痛等症	腿部疼痛时，可取殷门穴进行针灸或按摩，刺激该穴，局部可出现酸胀，甚至有闪电样感向下肢发散。经常按摩此穴可舒筋通络，能够改善腰腿痛、坐骨神经痛、下肢麻痹
梁丘穴	位于髌骨外上缘上 2 寸。取穴时，膝盖伸展用力，筋肉凸出处的凹洼处，膝盖骨外端上方，约 3 横指处即是	膝部关节及小腿前侧肿痛、胃痛、乳腺炎、血尿等症	梁丘穴对风湿性关节炎、髌上滑囊炎、髌骨软化症等膝关节病变的急性发作期，具有非常好的治疗效果

· 87 ·

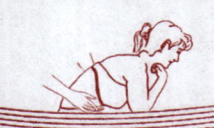

续表

穴 位	定 位	主 治	按摩功效
犊鼻穴	屈膝,位于髌骨下缘,髌韧带的外侧凹陷中	膝关节肿胀、疼痛、麻木、屈伸不利,脚气等疾病	犊鼻穴位于外膝眼中,具有通经活络、疏风散寒、理气消肿、止痛的作用,因而在临床上常用于膝关节滑膜炎、增生性膝关节炎、髌骨软骨症、髌下脂肪垫劳损等病症的治疗
悬钟穴	位于外踝尖上3寸,腓骨前缘处	颈项强痛、胸胁胀痛、下肢肿痛痿软等症	体内骨骼运动系统的各种疾病,如颈部落枕、颈椎病、肩周炎、坐骨神经痛、腿痛,都可在悬钟穴处进行按摩、针灸等治疗
丰隆穴	位于小腿前外侧,在外踝尖上8寸,条口穴外1寸,胫骨前嵴外2横指处	头痛、眩晕、痰多咳嗽、呕吐、便秘、水肿、癫狂、下肢痿痹等症	经常按摩丰隆穴可以健脾化痰、和胃降逆,并且能够改善肥胖病所引起的腰腿痛、腿膝酸痛、肩周炎等症
条口穴	位于小腿前外侧,犊鼻穴下8寸,距胫骨前缘一横指(中指)。取穴时,正坐屈膝位,在犊鼻下8寸,犊鼻与下巨虚的连线上即是	肩周炎、膝关节炎、下肢瘫痪、胃痉挛、肠炎、扁桃体炎、脘腹疼痛、下肢痿痹、转筋、跗肿、肩臂痛等症	经常按摩条口穴可以舒筋活络,能够改善肩周炎、下肢瘫痪等症

三 颈肩腰腿痛按摩穴位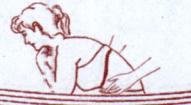

续表

穴 位	定 位	主 治	按摩功效
飞扬穴	位于小腿后面,外踝后,承山穴外下方1寸处	头痛、目眩、腰腿疼痛等症	飞扬穴是太阳经的络穴,小腿沉重疼痛者,按摩此穴最佳
阴陵泉穴	位于膝盖内下侧,胫骨内侧突起的下缘凹陷中	腰腿痛、膝盖疼痛、食欲不振、遗精、阳痿、月经不调等症	阴陵泉穴对由下肢血液循环不畅所引起的腿部肿胀,能排水消肿、利湿止痛。经常按摩此穴可清利湿热、健脾理气、益肾调经、通经活络,能够改善膝关节炎、膝关节红肿疼痛、下肢麻痹等症
足三里穴	位于胫骨边缘,外膝眼下4横指处。取穴时,由外膝眼向下量4横指,在腓骨与胫骨之间,由胫骨旁量1横指,该处即是	胃痛、呕吐、腹胀、肠鸣、消化不良、下肢痿痹、泄泻、便秘、痢疾、疳积、癫狂、中风、脚气、水肿、下肢不遂、心悸、气短、虚劳羸瘦等症	足三里穴主治甚广,为全身强壮要穴之一,能调节改善机体免疫功能,有防病保健作用。经常按摩足三里穴可以健脾和胃、通经活络,能够改善腰腿疼痛、膝关节及周围软组织疾病
承筋穴	位于小腿后面委中穴与承山穴的连线上,腓肠肌肌腹的中央,委中穴下5寸	急性腰扭伤、小腿腓肠肌痉挛或麻痹等症	按压承筋穴可以消除腓肠肌的痉挛,缓解小腿的疼痛

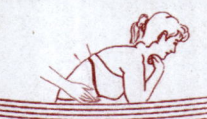

续表

穴 位	定 位	主 治	按摩功效
筑宾穴	位于小腿内侧,内踝尖向上5横指宽处	癫狂、痫证、精神分裂症、呕吐涎沫、疝痛、小儿脐疝、小腿内侧痛、腓肠肌痉挛、睾丸炎、胃炎、肾炎等症	经常按摩筑宾穴可以调理下焦、宁心安神,并能够改善小腿内侧痛、腓肠肌痉挛等症
丘墟穴	位于外踝前下方,当趾长伸肌腱的外则凹陷处。	颈项痛、腋下肿、胸胁痛、下肢痿痹、外踝肿痛、疟疾、疝气、目赤肿痛、目生翳膜、中风偏瘫等症	经常按摩丘墟穴可以健脾利湿、泄热退黄、舒筋活络,能够改善踝关节及周围软组织疾病、腓肠肌痉挛、坐骨神经痛、下肢痿痹、腿部肿胀疼痛等症
解溪穴	位于足背与小腿交界处的横纹中央凹陷处,踇长伸肌腱与趾长伸肌腱之间	踝关节疼痛、下肢痿痹、头痛、眩晕等定	解溪穴为足阳明胃经的经穴,且它又位于脚踝的凹陷处,因此按摩此穴,不仅能有效缓解小腿抽筋、足踝疼痛,还能消肿利湿,对消除足部肿胀,也有着非常好的治疗效果
太溪穴	位于足内侧内踝后方,当内踝尖与跟腱之间的凹陷处	头痛、失眠、腰脊及下肢、足跟疼痛等症	太溪穴是肾经的原穴,肾气经此上行,故肾气不足者,皆可通过按摩此穴以补肾气

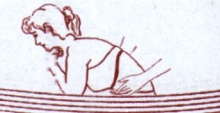

四、颈部常见疾病按摩

（一）落　枕

　　落枕又称"失枕"，是一种常见的颈项部软组织损伤性疾病，好发于青壮年，以冬春季多见。其主要临床特征为：睡醒后出现颈项部疼痛，活动不利，颈项不能自由旋转及后倾等。主要病因为睡眠姿势不良，使颈项部长时间处于过度扭转状态；或睡眠时枕头过低、过高、过硬，使颈项长时间处于过伸位或过屈位。其损伤性质为静力性损伤，即颈项部肌肉长时间过度紧张，就会发生落枕，而非突发性的损伤。

　　中医学认为，平素身体衰弱，气血不足或运行不畅，筋肉缺乏锻炼，舒缩活动失调，复感受风寒之邪，风寒客于颈项部肌肉，致使经络不舒，气血凝滞而痹阻不通，僵直疼痛而致本病。本病起病较快，病程短，多在一周内可自行痊愈，但易于复发。按摩能疏散风寒，温经通络，理筋解痛，使颈部气血通畅，肌肉放松，落枕症状随之消除。

1. 分型

(1)单纯型：青少年多见，一般为首次发病，颈部疼痛和活动受限明显。病性属急性，病程短，病位仅在颈椎关节。

(2)反复发作型：青中年居多，多有落枕病史，且经常性发病，除颈部疼痛及活动受限外，另有长期颈部不适感，并且稍遇诱发因素即可发病。病性属慢性损伤的急性发病，病程相对较长，病位相对广泛，除关节及关节囊外，多块颈部肌肉损伤。影像学检查常可见到颈椎生理曲度变直，颈椎关节增生，个别可见椎间孔狭窄。

(3)颈椎病型：此型较少，多为中老年人，且首次发病，典型的落枕症状并伴眩晕或患侧上肢麻木等类似颈椎病引起的症状。病性属急性，病程短，病位在颈椎关节，以及由于关节紊乱、水肿刺激或压迫到颈椎动脉、神经根或臂丛神经。影像学无明显改变，或仅有轻度的骨质增生等蜕变现象。

2. 自我按摩法

按摩方法(图4-1)。

(1)坐位，将手四指并拢，指腹贴紧痛处按揉8～10遍，力量由轻至重，自感发热为止。

(2)用双手的食指同时按揉两侧的风池穴10遍，接着用一拇指按揉大椎穴。

(3)用拇指和其余四指沿颈肌自上而下捏拿5～10遍。

(4)在压痛点或硬结处用拇指按压弹拨，使其疼痛消失；或者使头部徐徐旋转偏向一侧，加重疼痛，在拉伸痉挛

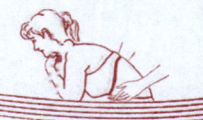

四 颈部常见疾病按摩

肌肉呈绷紧状态下,同时用拇指按压弹拨痛点。

(5)双手交叉,用双手掌根抱捏颈部肌肉10遍,起到放松理筋的作用。

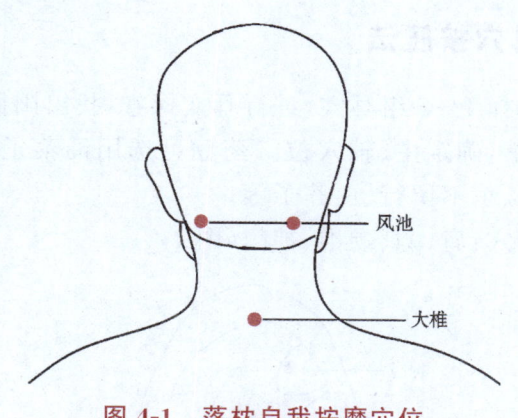

图4-1 落枕自我按摩穴位

3. 其他按摩法

(1)颈椎枕颌按摩法:取坐位或卧位,双手或肘窝托住落枕者的枕部与下颌部,沿身体纵轴按摩,持续1分钟左右,反复3～5次。

(2)捏挤颈部:双手手指交叉,掌根抱住颈部,双掌根相对用力,捏挤颈部,反复10次,再用手掌在患部用掌擦法操作20次。

(3)注意事项

1)按摩可采取由少至多,由轻至重,由慢至快,量力而行,循序渐进的方法进行。

2)按摩须注意保暖,防止受凉,避免感冒。

3）上面的 3～5 步骤可以交替使用，手法操作一定要缓慢，力量要彻底。如果家中有会拔火罐者，待按摩后，可以拔火罐 10～25 分钟，效果更佳。

4. 耳穴按压法

（1）选择 1～2 组耳穴，进行耳穴探查，找出阳性反应点，并结合病情，确定主、辅穴位。药豆可选用油菜子、小米、绿豆、莱菔子、王不留行、白芥子等。

（2）选穴：肩、颈、颈椎、神门（图 4-2）。

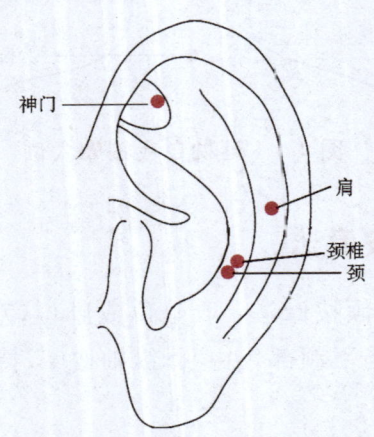

图 4-2　落枕耳部按摩有效穴位

（3）以酒精棉球轻擦消毒，左手手指托持耳廓，右手用镊子夹取裁剪好的 0.5 厘米×0.5 厘米的方块胶布，中心粘上准备好的药豆，对准穴位紧贴压其上。

（4）每次以贴压 5～7 穴为宜，轻轻揉按 1～2 分钟。

（5）每日按压 3～5 次，隔 1～3 天换 1 次，两组穴位交替

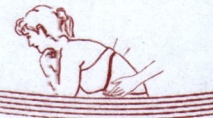

贴压。两耳交替或同时贴用。

（6）注意事项

1）贴压耳穴应注意防水，以免脱落。

2）夏天易出汗，贴压耳穴不宜过多，时间不宜过长，以防胶布潮湿或皮肤感染。

3）如对胶布过敏者，可用黏合纸代之。

4）耳廓皮肤有炎症或冻伤者不宜采用。

5）对过度饥饿、疲劳、精神高度紧张、年老体弱、孕妇等患者按压宜轻，习惯性流产者慎用。

5. 预防保健

（1）准备一个好枕头：枕头按人体颈部解剖的生理特点，既不能太高也不宜太低，应掌握在 7～10 厘米为宜。枕芯也不宜太松、太软，宽度最好相当于肩至耳的距离即可，柔软度以不易变形为度。有习惯性落枕者在制作枕头时可加人参、当归、黄芪、甘草等，能促进颈部的血液循环。

（2）要防寒保暖：睡觉时盖被不仅要盖在身上，而且要盖好颈部，这就要求将被子往上拉一拉；天气热时，不要将颈部一个劲地对着电风扇吹，不要在有"穿堂风"的地方睡觉，以免颈部着凉引起颈肌痉挛。

（3）平日要注意全身各部位的血液循环：久坐伏案工作的人，勿忘对于颈部的保健，经常抬起头向前看，活动一下颈部，有助于预防落枕的发生。

（4）补充钙及维生素：钙是构成人体骨骼的主要成分，维生素是维持生命的要素。足够的钙及维生素还能促进全身的血液循环，有利于体内代谢废物的排出，平时应多食用

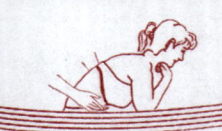

骨头汤、牛奶和豆制品及新鲜蔬菜,必要时也可适量服用钙片和 B 族维生素、维生素 C,不过药补不如食补,最好还是以食补为主,这样既改善了不良的饮食习惯,还起到了预防落枕的作用。

(二)颈椎病

颈椎病是一种综合征,又称颈椎综合征,是指颈椎发生了退行性改变,引起颈椎椎管或椎间孔变形狭窄,刺激或压迫了邻近的脊髓、神经根、血管及交感神经,并由此产生颈、肩、上肢痛等一系列症状的疾病。本病好发于 40 岁以上的成人,男性多于女性。颈椎病病变主要累及颈椎椎间盘和周围的纤维结构,伴有明显的颈神经根和脊髓变性。本病主要的临床症状有头、颈、肩、背、手臂酸痛,颈项僵硬,活动受限,重者可致肢体软弱无力,甚至大小便失禁、瘫痪,累及椎动脉及交感神经则可出现头晕、心慌等相应的临床表现。

1. 分型

(1)颈型颈椎病:颈型颈椎病在临床上较常见,多数患者发病是由于颈椎强迫姿势过久,如长期低头写字、打毛衣、缝纫、手术等,或口腔科医生偏头操作过久,沉睡时枕头未放妥等,此型无论症状与体征都不是特别严重,一般都采用非手术治疗。

症状:枕项部疼痛,颈项强直,颈活动受限,不能做点头、抬头及转头活动,头限制在一定位置,一侧痛时,头偏向另一侧,俗称歪脖子,眼睛需要向后、向侧看时,头、颈部不

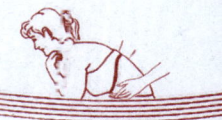

四、颈部常见疾病按摩

能单独向后、向侧活动,需整个躯干向后、向侧转动。多数病人疼痛、胀麻不超过肩部,少数病人可放射至肩、臂、手,如果合并前斜角肌痉挛则可出现上肢放射性疼痛与麻木,且常伴有头痛、头晕等症状,头痛部位可为枕顶、耳后或为偏头痛。

(2)神经根型颈椎病:神经根型颈椎病在临床上最多见,发病率最高,好发于30岁以上低头工作者,主要是由于各种因素导致颈椎间盘脱出偏向侧方,椎体后缘骨赘压迫神经根所致,临床上又分为根痛型、麻木型、萎缩型。

1)根痛型症状:主要表现为颈肩部、枕后部、颈部疼痛,并沿神经根分布而向下放射到前臂和手指,轻者为持续性疼痛、胀痛,重者如刀割、针刺样疼痛,因病变部位不同,疼痛部位也不一样。

2)麻木型症状:主要表现为麻木,一般没有疼痛或仅有轻度的酸胀痛,多在睡眠或晨起时加重,白天缓解甚至完全消失。

3)萎缩型症状:此型在临床上极少见,且预后不良,易致残废。主要表现为运动障碍,初期仅表现为肌肉松弛无力,进而出现肌肉萎缩,以大小鱼际最多见。

(3)脊髓型颈椎病:脊髓型颈椎病在临床上表现较重,轻者可丧失部分或全部劳动能力,重者则四肢瘫痪,卧床不起,且易误诊或漏诊。此病预后较差,致残率高。

症状:主要表现为瘫痪和麻木,同时还会出现麻木的肢体怕凉、酸胀、水肿,病情严重者可发展为尿潴留、小便无力、便秘或大便失控。

(4)椎动脉型颈椎病:椎动脉型颈椎病是颈椎病中最为

复杂的一种类型,临床表现变化多端。此型颈椎病的发生,主要是由于椎动脉受压迫或刺激引起其供血不足所产生的一系列症状。

症状:发作性眩晕,复视伴有眼震,有时伴有恶心、呕吐、耳鸣或听力下降,下肢突然无力或猝倒,但意识清醒,偶有肢体麻木,感觉异常。

(5)交感神经型颈椎病:交感神经型颈椎病主要是由于颈椎关节刺激颈部交感神经所导致的。当各种因素影响了颈段硬脊膜后纵韧带、小关节、颈神经根、椎动脉组织时,可反射性刺激颈部交感神经而出现一系列症状。

症状:头痛、偏头痛、枕项部痛、头沉头晕,而且头痛头晕与颈椎活动无明显关系;有交感神经兴奋或抑制的症状,心率表现异常;四肢发冷,发热、喜冷怕热、感觉过敏;血压异常,有的患者表现为高血压,有的表现为低血压或时高时低,血压不稳;在秋末冬初、春末夏初季节交替时,极难适应、怕热、怕冷,周身难受。

(6)混合型颈椎病:临床上出现2种或2种以上类型颈椎病同时存在时,称之为混合型颈椎病,由于神经根、椎动脉、交感神经等组织在解剖上密切相关,当各种因素导致颈椎间盘退行性变化、颈椎椎体退行性变化、骨质增生、椎间盘突出等病变时,容易同时压迫2种或2种以上的组织,易出现2种或2种以上颈椎病的症状,因此混合型颈椎病是临床上最常见的一型,各型颈椎病的症状与体征均可同时出现于本型中。

症状:为上述各型颈椎病的症状综合表现。

2. 穴位按摩法

颈椎病常见按摩方法(图4-3)。

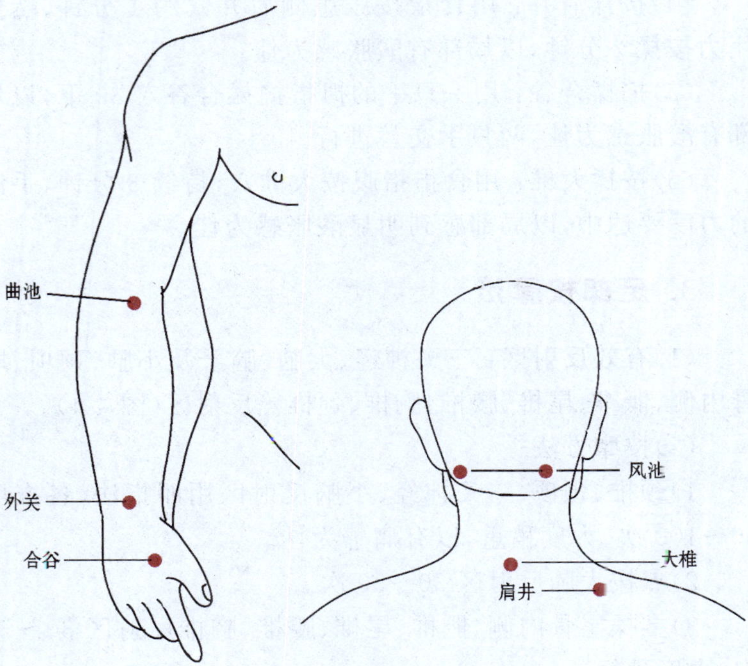

图 4-3 颈椎病按摩穴位

(1)按揉风池：将双手的拇指置于两侧风池穴处，按揉半分钟左右，以局部有酸胀感为度。

(2)掐揉曲池：将拇指和食指置于手臂曲池穴(弯肘成直角，肘弯横纹尽头处即是)处，掐揉穴位2分钟左右，两只手交替进行，使局部感到酸胀感为佳。

(3)按揉外关：用一手食指指端点压另一手的外关穴，以自觉有酸、胀、麻感觉为度，再顺时针方向按揉50下，左右交替按摩。

(4)按揉肩井：用食指按压患侧肩井穴约1分钟，然后用力按揉2分钟，以局部有酸胀感为佳。

(5)掐揉合谷：用一只手的拇指掐揉合谷穴30下，以局部有酸胀感为佳，两只手交替进行。

(6)按揉大椎：用食指指腹按大椎穴，持续3分钟，手法的力度要适中，以局部感到明显酸胀感为佳。

3. 足部按摩法

(1)有效反射区：三叉神经、大脑、脑干及小脑、颈项、尾骨内侧、骶椎、尾椎、腰椎、胸椎、颈椎等反射区(图4-4)。

(2)按摩方法

1)颈椎、颈项、三叉神经、小脑反射区用叩指法，各推压50～100次，力度稍重，以有痛感为佳。

2)点按大脑反射区30～50次。

3)推揉尾骨内侧、骶椎、尾椎、腰椎、胸椎反射区30～50次，力度稍轻。

4)捻、探、摇、拨各个足趾，10分钟。

5)分别转动左右脚足跟，10分钟。

(3)注意事项

1)修剪指甲，长短适宜，边缘整齐，防止在操作时损伤皮肤和产生疼痛。

2)极度疲劳和过饥、过饱的状态下，应先休息，或调节饮食，半小时后再进行自我按摩。

四

颈部常见疾病按摩

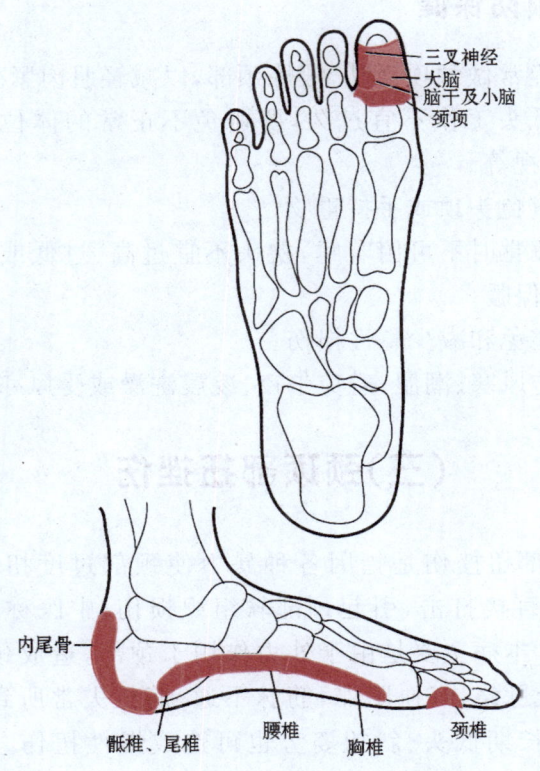

图 4-4　颈椎病足部反射区

3）颈旁自我按摩时，要注意两侧分开操作。

4）手法用力轻重适当，操作频率不宜过快，以防消耗体力过多，产生疲劳。

5）持之以恒，贵在坚持。只有每天坚持做自我按摩才能熟中生巧，达到治愈颈椎病的目的。

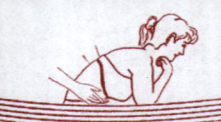

4. 预防保健

(1)经常做颈项活动,锻炼颈部,以减轻肌肉紧张度。

(2)低头工作不宜过久,要避免不正常的体位,如躺在床上看电视等。

(3)避免头顶或手持重物。

(4)睡觉时不可俯着睡,枕头不宜过高、过低或过硬,并注意颈部保暖。

(5)避免和减少急性损伤。

(6)防风寒、潮湿,避免午夜、凌晨洗澡或受风寒侵袭。

(三)颈项部扭挫伤

颈项部扭挫伤是指因各种暴力使颈部过度扭转、牵拉或受暴力直接打击,引起颈部软组织损伤,中医称之为"颈部伤筋"。本病主要是由于外力作用于颈部,造成颈部肌筋损伤,伤及脉络,气血阻滞,筋脉不通,筋位失常所致。日常工作学习长期低头、斜扭姿势也可造成慢性扭伤。按摩能活血化瘀,舒筋止痛。

1. 临床表现

(1)有颈部外伤史,伤后颈部可数小时或隔日疼痛才明显。

(2)疼痛与伤情有关,表现为剧痛、刺痛、撕裂痛,或者跳痛。活动时加剧,可有放射或强迫体位。慢性可为钝痛、隐痛、酸胀痛,活动受限。

四 颈部常见疾病按摩

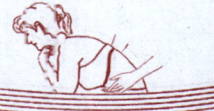

(3)伤处压痛明显,有肌紧张和痉挛。

(4)颈部活动受限。颈部呈僵直状,因颈部肌肉痉挛,头颈僵直而固定在某一特定的姿势上,或向左侧偏,或可右侧偏,转头时常连同身体一起转动。

2. 穴位按摩法

(1)揉法:24小时后,患者取坐位,术者站其后,用小鱼际揉项部、两肩及背后2分钟。

(2)揉肿痛处:对肿痛处,改用小力,增加揉时间3分钟。

(3)按揉压痛点:用掌根按揉压痛处,逐次加大3分钟。

(4)拇指拨揉:有硬块和条索状物时用拇指拨揉、弹拨数次,以患者能忍耐为度,时间约为2分钟。

(5)拇指按压:以拇指揉或按压风池、肩井、天窗各30秒(图4-5)。

(6)坐位提旋复位法:两手置于颌部,小指和无名指托下颌,两拇指顶牵枕后乳突,持续向上牵拔有效时,向一侧旋扭,根据患者颈部松软情况决定旋转角度,听到弹响;颈部放松不好和配合不佳时可停止。

(7)活动肩颈部:做各种运动,幅度应根据情况而定。

(8)注意事项

1)肿胀明显的当日,病人应先休息,局部用冷敷。

2)首先应排除颈椎骨折、脱位后,才可施用按摩手法,切忌盲目治疗,以免加重损伤。

3)按摩手法宜轻柔,切忌粗暴,以免损伤颈项部脊髓造成截瘫。

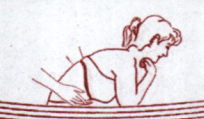

颈肩腰腿痛推拿按摩

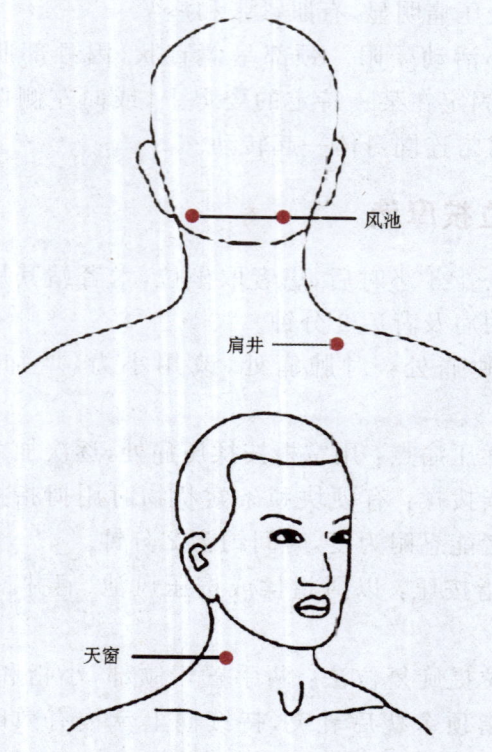

图 4-5 颈项部扭挫伤按摩穴位

4)可配合一些理疗,外擦正红花油等治疗。

3. 预防保健

(1)注意休息、防寒,避免冷风直吹颈部。
(2)激烈运动或乘车时要注意自我保护,以防颈部扭挫伤。

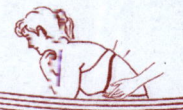

四、颈部常见疾病按摩

（3）伤后应尽量保持头部于正常位置，以松弛颈部的肌肉，必要时用颈部围领固定。

（4）平时经常做颈部功能锻炼，增强颈部肌力，维持颈稳定，增强抗损伤的耐受力。

（四）项背部劳损

项背部劳损是由于软组织受伤，导致组织液渗出，代谢产物堆积，刺激局部神经而出现疼痛，形成无菌性炎症，通常在一段时间之后，由于人体自身的恢复功能，局部会出现粘连或形成瘢痕。

1. 穴位按摩法

项背部劳损按揉方法与颈部扭挫伤的治疗方法相似（见图 4-1）。

（1）按揉风池：将双手放在脑后，拇指指腹按在两侧风池穴上，按揉 20 秒，以局部有酸胀感为佳。

（2）按揉大椎：将食指放在大椎穴上，先顺时针方向按揉 2 分钟，再逆时针方向按揉 2 分钟，以局部有酸胀感为佳。

（3）注意事项

1）项背部劳损的按摩要依照其基本程序进行操作，以劳损的局部痛点为中心，此处的力量要稍大。

2）颈椎关节的扳法可用于深层软组织的劳损，以轻柔的力量进行操作，扳法治疗必须由专业按摩医师操作。

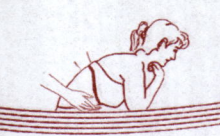

2. 预防保健

(1)首先要加强锻炼,提高身体素质。特别是长年坐着的人,腰背肌肉比较薄弱,容易损伤。因此,有目的地加强腰背肌肉的锻炼,如做一些屈、后伸、左右腰部侧弯、回旋及仰卧、起坐的动作,使腰部肌肉发达有力,韧带坚强,减少生病的机会。

(2)注意生活中的各种姿势,如从地上提取重物时,应屈膝下蹲,避免弯腰而加重负担;拿重物时,身体尽可能靠近物体,并使其贴近腹部,两腿微微下蹲;向高处取放东西时,若够不着则不宜勉强。

(3)注意自我调节,劳逸结合,避免长期固定在一个动作上和强制的弯腰动作,如站久了可以蹲一蹲,蹲下不仅使腰腿肌肉得到放松休息,而且也减少了体能的消耗。

(4)另外,还应该注意以下几种情况:

1)防止潮湿、寒冷受凉,根据气候的变化,随时增添衣服,出汗及雨淋之后,要及时更换湿衣并擦干身体。

2)急性腰扭伤应积极治疗,安心休息,防止转成慢性。

3)体育运动或剧烈活动时,要做好准备活动。

4)纠正不良的工作姿势,如弯腰过久,或伏案过低等。

5)推拿治疗慢性腰肌劳损能明显改善症状,特别早期见效更显,但本病往往易复发,应注意平时的工作姿势,如能配合功能锻炼,并持之以恒,则有利于提高疗效。

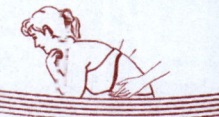

颈部常见疾病按摩 四

（五）颈椎小关节错缝

颈椎小关节错缝又称颈椎小关节脱位或颈椎关节突关节紊乱，是指颈椎小关节在扭转外力作用下，发生侧向微小移动，且不能自行复位而导致颈椎功能障碍者。颈椎的关节突较低，上关节突朝上偏于后方，下关节突朝下偏于前方。关节囊较松弛，可以滑动，横突之间往往缺乏横突韧带，因此，颈椎的稳定性较差。颈椎小关节错缝可发生在不同年龄，有外伤史或长期低头工作史。

1. 临床表现

（1）颈痛，有负重感，疼痛向背肩放射，时有头痛、头胀等症状。有时颈部基本无不适，而仅有因刺激交感神经纤维而产生的症状，如头痛或头晕，或眼胀、视力减退、耳鸣、听力下降、失眠、记忆力减退或心胸不适，有时心慌、血压异常等。

（2）颈部僵硬、活动不自如，颈部屈伸、左右侧弯、左右旋转的部分活动轻度受限，有牵掣感。

（3）触诊颈椎两侧小关节突，病变小关节处有隆凸、两侧明显不对称，关节突上的软组织手感增厚，并有明显触压痛感。

2. 穴位按摩法

（1）患者取坐位，术者站其后，先用小鱼际侧揉颈侧、后方肌肉，从上而下，由轻到重3分钟。

(2)用拇指背侧掌指关节和大鱼际揉以上部位、有压痛和痉挛的部位,逐次加重,时间约3分钟。

(3)拇指和四指推揉和扒揉风池及周围,胸锁乳突肌上段,时间约5分钟(图4-6)。

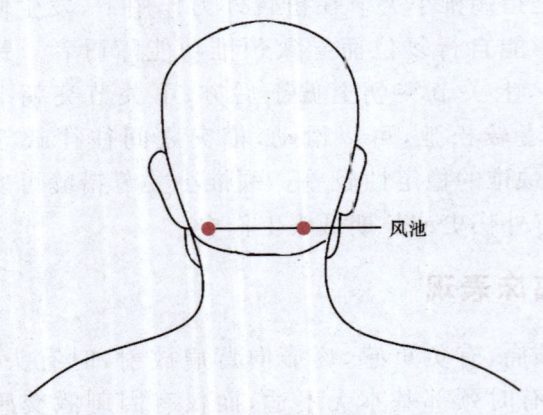

图4-6 颈椎小关节错缝按摩穴位

(4)从风池向下,由浅入深,反复拿揉颈后肌5分钟。

(5)前臂揉肩胛提肌,约2分钟。

(6)复位

1)坐位提旋复位法:患者取坐位,术者两手拇指置于风池和乳突下方,4、5指置于下颌下缘,2、3指与4、5指配合固定下颌,持续用力直向上牵拔颈部,到最大限度时开始向健侧旋转,到有阻力时,寸力增加角度、可听到弹响,牵拔向患侧旋转,有弹响后,即可已恢复正常。

2)仰卧牵旋复位:助手按压患者膝上股前部,术者一手扒住患者枕后,一手扒住下颌,牵拔到最大限度时向健侧旋

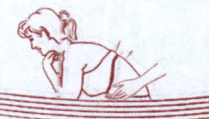

转有弹响,再向患侧旋有弹响后即可复位。

3. 注意事项

(1)颈椎小关节错缝复位后,可用前高后低的环形围领进行固定,也可佩戴颈托固定。

(2)去掉外固定后,积极锻炼颈部的伸肌,使颈部保持在伸直位,睡眠时颈下或肩下垫枕头,使颈部处于轻度伸直位。

(3)治疗后数日内不要做大幅度转头动作和长时间低头,避免颈部再受伤。

4. 预防保健

睡觉用枕不要过高,注意防寒。

五、肩部常见疾病按摩

(一)肩关节周围炎

肩周炎全称"肩关节周围炎",又称"五十肩""漏风肩"或"冻结肩",是以肩关节疼痛和功能障碍为主要症状的常见病症。本病好发于50岁左右,女性发病率略高于男性,多见于体力劳动者。本病如得不到有效的治疗,有可能严重影响肩关节的功能活动,妨碍日常生活。本病早期肩关节呈阵发性疼痛,常因天气变化及劳累而诱发,以后逐渐发展为持续性疼痛,并逐渐加重,昼轻夜重,夜不能寐,不能向患侧侧卧,肩关节向各个方向的主动和被动活动均受限。肩部受到牵拉时,可引起剧烈疼痛。肩关节可有广泛压痛,并向颈、部及肘部放射,还可出现不同程度的三角肌的萎缩。

中医学认为,本病的发生是由于肝肾亏损,气血虚弱,血不荣筋,或外伤后遗,痰浊瘀阻,复感风寒湿邪,使气血凝滞不畅,筋脉拘挛而致。早期治疗非常重要,穴位按摩配合肩关节功能锻炼治疗肩关节效果显著。按摩可改善患部的血液循环,加速渗出物的吸收,起到通络止痛的作用。功能锻炼可以松解粘连,滑利关节,以促进肩关节功能的恢复。

五、肩部常见疾病按摩

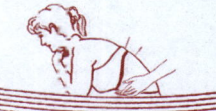

1. 中医分型

（1）瘀血型：肩部疼痛剧烈，如针刺或刀割样跳痛，痛处不移，拒按，夜晚痛甚，局部肿胀或青紫，关节活动受限。舌质暗或有瘀斑瘀点，脉沉涩或弦细。

（2）筋脉失养型：肩臂拘挛疼痛，活动或劳累后加重，休息后减轻，伴气短懒言，身倦乏力，关节活动受限，局部肌肉萎缩。舌淡苔白，脉细弱。

（3）风寒型：肩部拘急疼痛，痛牵肩胛、背部、上臂及颈项，痛点固定不移，并向周围放散痛，压痛明显，得热痛减，阴冷无加剧，夜晚痛重，关节屈伸不利。舌淡苔薄白，脉沉紧或弦紧。

（4）湿热型：肩部酸重疼痛或局部肿胀灼热，遇热痛重，得凉稍缓，疼痛拒按，关节活动受限。舌红苔黄腻，脉滑数或弦数。

（5）痰湿型：肩部沉重酸痛，或有肿胀，痛有定处，肌肤麻木，关节活动不利，遇冷痛重，得热则舒。舌淡苔白腻，脉濡缓。

2. 分类

按肩周炎的发生与发展大致可分为 3 期，即急性期、慢性期、恢复期。各期之间无明显界限，各期病程长短不一，因人而异，差别很大。

（1）急性期：这是肩周炎的早期。肩部自发性疼痛，其疼痛常为持续性，表现不一。有的急性发作，但多数是慢性疼痛，有的只出现肩部不舒适及束缚的感觉。疼痛多局限于肩关节的前外侧,可延伸到三角肌的抵止点,常涉及肩胛区、上臂或前臂,活动时疼痛加重,不能梳头洗脸,患侧手不能摸背。以后肩痛迅速加重,尤其夜间为重。由于肌肉痉挛和疼痛,逐渐出现肩关节活动范围减少,特别是外展和外旋受限最为显著。肩部外观正常,局部压痛点多位于结节间沟、喙突、肩峰下滑囊或三角肌附着处、冈上肌附着处、肩胛内上角等处。

(2)慢性期:肩痛逐渐减轻或消失,但肩关节挛缩僵硬逐渐加重,呈冻结状态。肩关节的各方向活动均比正常者减少20%~50%,严重时肩肱关节活动完全消失,梳头、穿衣、举臂、向后结带均感困难。病程长者可出现轻度肌肉萎缩,部位多见于三角肌、肩胛带肌。压痛轻微或无压痛,此时持续时间较久,通常为2~3个月。

(3)恢复期:肩痛基本消失,个别病人可有轻微的疼痛。肩关节慢慢松弛,关节活动也逐渐增加,外旋活动首先恢复,继则为外展和内旋活动。恢复期的长短与急性期、慢性期的时间有关。冻结状态时间越长,恢复期也越慢;冻结状态时间短,恢复也快。整个病程短者1~2个月,长者可达数年。

3. 穴位按摩法

肩关节周围炎的常用按摩穴位(图5-1)。

(1)拿按肩髃:用食指按在患侧肩髃穴上,拇指按在肩前,边拿边按30~50次。

(2)按揉曲池:患病一侧的手臂微屈,用另一手的拇指指腹按揉曲池穴(屈肘弯成直角,肘弯横纹尽头处)2分钟,以局部有酸胀感为佳。换右手做相同按摩。

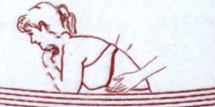

五 肩部常见疾病按摩

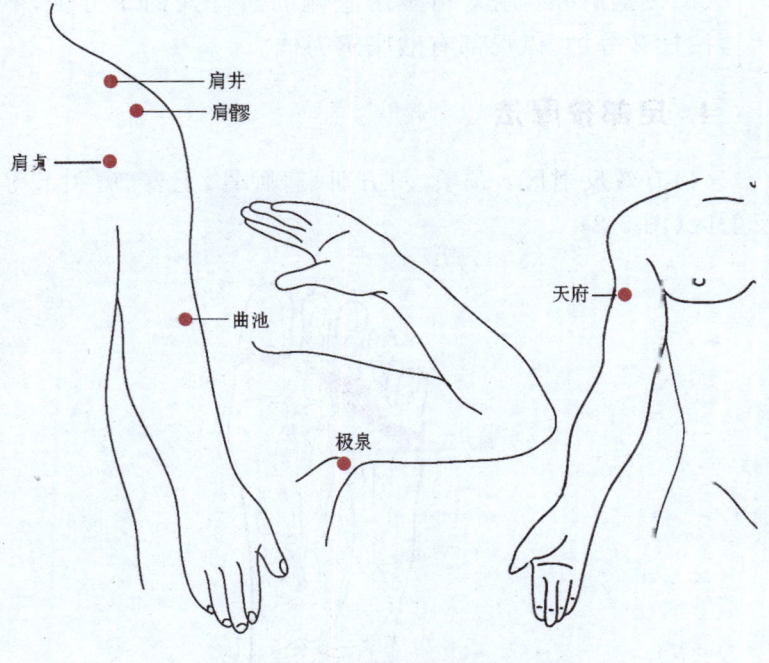

图 5-1 肩关节周围炎按摩穴位

（3）按揉极泉：患病一侧臂上举，用右手中指指腹按于对侧的极泉穴（腋窝中央最凹处），用力按揉2分钟，以局部有酸胀感为佳。

（4）按揉天府：将除拇指外的四指置于患侧的天府穴上，轻按1分钟，然后逆时针方向按揉1分钟。

（5）按揉肩贞：以食指的指端按于患侧的肩贞穴，然后顺时针方向按揉2分钟，以局部感到有明显的酸胀感为佳。

（6）拿揉肩髎：将拇指、食指、中指置于患侧的肩髎穴上，拿揉此穴位2分钟，以局部有酸胀感为佳。

(7)按揉肩井:用食指按压患侧的肩井穴约1分钟,然后再按揉2分钟,以局部有酸胀感为佳。

4. 足部按摩法

(1)有效反射区:颈项、斜方肌、肩胛骨、上臂、肩关节等反射区(图5-2)。

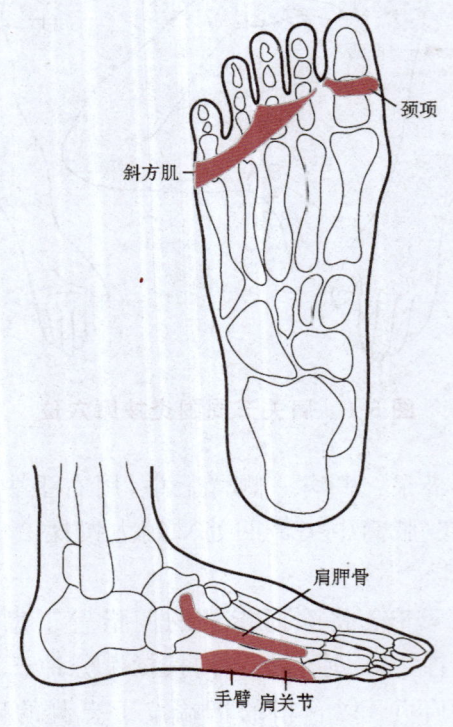

图5-2 肩周炎足部反射区

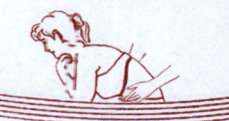

五 肩部常见疾病按摩

(2)按摩方法

1)点按肩、上臂、斜方肌反射区各100次,力度以产生酸胀感为宜。

2)在肩反射区找压痛点,并进行着重点按。

3)按揉颈项反射区50～100次,力度适中,以出现酸胀感为宜。

4)推压肩胛骨反射区50～100次,力度以胀痛为宜。

5)搓揉足蹈趾、第4趾及小趾各5分钟。

6)左右旋转足踝,用手抓住脚掌,使足踝呈车轮状旋转,每次4～6分钟。

5. 自我按摩法

(1)用健侧的拇指或手掌自上而下按揉患侧肩关节的前部及外侧,时间为1～2分钟,局部痛点处可以用拇指点按片刻。

(2)用健侧手的第2～4指的指腹按揉肩关节后部的各个部位,时间为1～2分钟,按揉过程中发现有局部痛点亦可用手指点按片刻。

(3)用健侧拇指及其余手指的联合动作揉望患侧上肢的上臂肌肉,由下至上揉捏至肩部,时间为1～2分钟。

(4)还可在患肩外展等功能位置的情况下,用上述方法进行按摩,一边按摩一边进行肩关节各方向的活动。

(5)最后用手掌自上而下地掌揉1～2分钟,对于肩后部按摩不到的部位,可用前面拍打法进行治疗。

自我按摩可每日进行1次,坚持1～2个月,会有较好的效果。

（6）注意事项

1）自我按摩法必须持之以恒，循序渐进才能收效。

2）时间、次数及运动量由小到大，逐渐增加，不能操之过急。

3）用力要柔软缓和，切忌用力过猛，即动静适度，要尽量使全身肌肉、关节都得到锻炼。

4）同时合并有高血压、心脏病的患者，用力不可猛。

6. 肩关节功能锻炼

（1）屈肘甩手：患者背部靠墙站立，或仰卧在床上，上臂贴身、屈肘，以肘点作为支点，进行外旋活动。

（2）手指爬墙：患者面对墙壁站立，用患侧手指沿墙缓缓向上爬动，使上肢尽量高举到最大限度，在墙上做一记号，然后再徐徐向下回到原处，反复进行，逐渐增加高度。

（3）体后拉手：患者自然站立，在患侧上肢内旋并向后伸的姿势下，健侧手拉患侧手或腕部，逐步拉向健侧并向上牵拉。

（4）展臂站立：患者上肢自然下垂，双臂伸直，手心向下缓缓外展，向上用力抬起，到最大限度后停10分钟，然后回原处，反复进行。

（5）后伸摸棘：患者自然站立，在患侧上肢内旋并向后伸的姿势下，屈肘、屈腕，中指指腹触摸脊柱棘突，由下逐渐向上至最大限度后停止不动，2分钟后再缓缓向下回原处，反复进行，逐渐增加高度。

（6）理头：患者站立或仰卧均可，患侧肘屈曲，前臂向前向上并旋前（掌心向上），尽量用肘部擦额部，即擦汗动作。

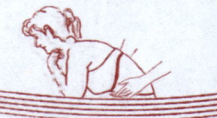

(7)头枕双手：患者仰卧位，两手十指交叉，掌心向上，放在头后部(枕部)，先使两肘尽量内收，然后再尽量外展。

(8)旋肩：患者站立，患肢自然下垂，肘部伸直，患臂由前向上向后划圈，幅度由小到大，反复数遍。

(9)注意事项

1)功能锻炼宜循序渐进，切忌粗暴，不可操之过急，以免造成不良后果。

2)锻炼时间应根据各人情况，以晨起和睡前为佳。

7. 预防保健

(1)注意防寒保暖。寒冷湿气不断侵袭机体，可使肌肉组织和小血管收缩，肌肉较长时间的收缩，可产生较多的代谢产物，如乳酸及致痛物质聚集，使肌肉组织受刺激而发生痉挛，久则引起肌细胞的纤维样变性、肌肉收缩功能障碍而引发各种症状。因此，在日常生活中应注意防寒保暖，特别是避免肩部受凉。

(2)加强功能锻炼，特别要注重关节的运动，可经常打太极拳、太极剑、门球，或在家里进行双臂悬吊，使用拉力器、哑铃及摆动双手等运动，但要注意运动量，以免造成肩关节及其周围软组织损伤。

(3)纠正不良姿势。对于经常伏案、双肩经常处于外展工作的人，应注意调整姿势，避免长期的不良姿势造成慢性劳损和积累性损伤。

(4)注意容易引起继发性肩周炎的相关疾病，如糖尿病、颈椎病、肩部和上肢损伤、胸部外科手术及神经系统疾病，患有上述疾病的人要密切观察是否产生肩部疼痛症状，肩关节活动范围是否减小,并应开展肩关节的主动运动和被动运动,以保持肩关节的活动度。

(5)对已发生肩周炎的患者,除积极治疗患侧外,还应对健侧进行预防。有研究表明,有40%的肩周炎患者患病5~7年后,对侧也会发生肩周炎;约12%的患者,会发生双侧肩周炎。所以,对健侧也应采取有针对性的预防措施。

(6)功能锻炼,如爬墙锻炼、体后拉手锻炼、外旋锻炼、摇膀子锻炼等。

(二)肩袖损伤

肩袖是覆盖于肩关节前、上、后方之肩胛下肌、冈上肌、冈下肌、小圆肌等肌腱组织的总称。位于肩峰和三角肌下方,与关节囊紧密相连。肩袖的功能是上臂外展过程中使肱骨头向关节盂方向拉近,维持肱骨头与关节盂的正常支点关节。肩袖损伤将减弱甚至丧失这一功能,严重影响上肢外展功能。本病常发生在需要肩关节极度外展的反复运动中(如棒球,自由泳、仰泳和蝶泳,举重,拍球运动)。

肩袖损伤多见于40岁以上患者,特别是重体力劳动者,是目前漏诊较多的疾病,很容易与肩关节疾病混淆。通过按摩可以起到消肿止痛、活血化瘀的效果。

1. 临床表现

(1)伤前肩部无症状,伤后肩部有一时性疼痛,隔日疼痛加剧,持续4~7天。

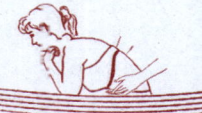

五 肩部常见疾病按摩

（2）患者不能灵活使用患肩，当上臂伸直肩关节内旋、外展时，大结节与肩峰间压痛明显。

（3）一般在5小时内疼痛自然消失，但在以后的6～12小时后疼痛再次出现且达到高峰，以至于肩关节的任何活动均能引起疼痛。

（4）肩袖完全断裂时，因丧失其对肱骨头的稳定作用，将严重影响肩关节外展功能。肩袖部分撕裂时，患者仍能外展上臂，但有60°～120°疼痛弧。

（5）夜间疼痛明显。

2. 穴位按摩方法

（1）捶击肩周：患者取坐位，术者立于其患侧，半握拳，有节奏地捶击患部肩和肩关节周围，使其肩部有酸痛感为宜。

（2）配合疗法：术者一手在患者患肩外侧和腋后部用㨰法，另一手可配合患肢被动地后伸旋内，并屈肘使手背沿着脊柱向上抬。

（3）点按肩部穴位：术者用拇指指端分别点按患者的肩井、肩中俞、臑俞、肩贞、天宗、风门、天髎等穴，每个穴位各30～50次（图5-3）。

（4）注意事项

1）在施捶击手法时，要有节奏，不能忽快忽慢。

2）要注意上抬的动作必须稳而缓和，逐渐加大幅度，切忌动作粗暴，以免引起剧烈疼痛，患者不堪忍受。

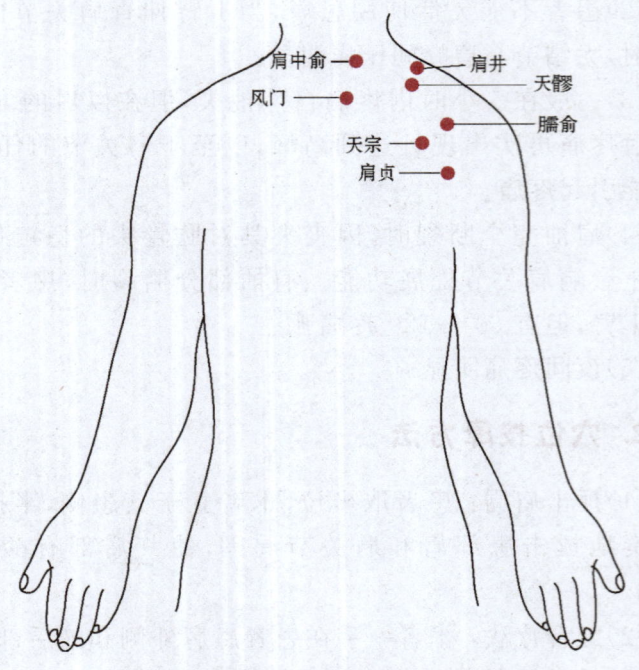

图 5-3 肩袖损伤按摩穴位

3. 预防保健

（1）注意日常肩部保暖，避免肩部劳累。
（2）补充维生素有益于肌腱炎愈合。
（3）注意不要做引起关节扭伤的动作。
（4）包扎最好用运动绷带包裹于受伤部位。使用冰袋，如无冰袋，可用冷冻蔬菜袋代替。
（5）运动前应先充分做好准备活动，尤其是运动员。

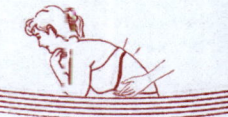

（三）肩部肌肉劳损

肩部肌肉劳损比急性创伤更为普遍，主要出现在肩部的后方区域，特别是肩胛骨的后方及外侧的肌肉更容易出现劳损。长期使用鼠标或以手指击打键盘，肩部后方及上肢后方的肌肉长时间处于紧张状态，局部血管痉挛，血液供应差，代谢产物堆积在局部，产生局部的无菌性炎症而引起疼痛，再加上空调环境、受风、受寒更会加重局部的肌肉痉挛与疼痛。肩部劳损包括肩部肌腱炎、肩关节不稳定及肩撞击综合征。这三种问题的发病原因与病理是相关的，症状也有可能同时存在。肩部肌肉劳损很多最终导致肩周炎。如果经常疼痛，应该坚持经常性的按摩治疗，也可以擦舒筋活络油配合按摩，效果更好。

1. 临床表现

（1）初期症状并不明显，多表现为背部沉重、肩膀酸痛，偶尔还会头晕、偏头痛。

（2）表现为肌肉无力、劳累、酸痛、局部压痛、活动范围受限、劳动能力下降，继而出现持续性疼痛、酸胀、肌肉硬结、功能障碍等。

2. 穴位按摩法

（1）患者取坐位，术者站在患者病变肩关节的后外侧，抓住患者的肩膀，拇指用力地按压肩井穴，可缓解肩膀酸痛（图5-4）。

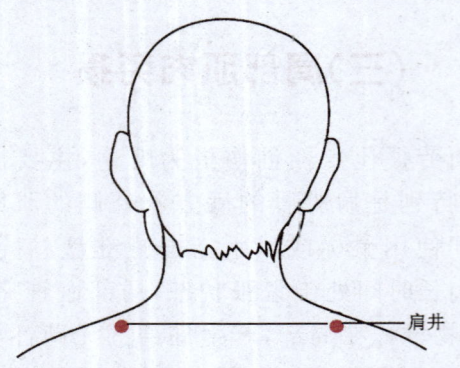

图 5-4　按压肩井穴

（2）术者一手抓住患者的手腕,另一只手按压臑会穴,对缓解上臂疼痛很有效(图 5-5)。

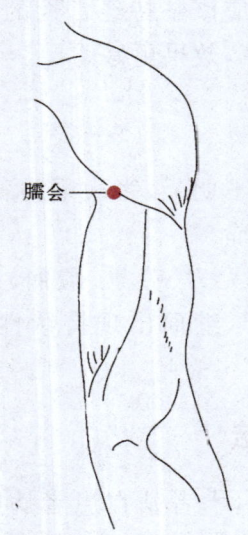

图 5-5　按压臑会穴

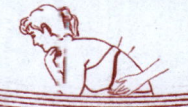

肩部常见疾病按摩

（3）术者一手抓住肩部，一手握住手臂，以肩关节为中心做旋转运动，幅度由小变大，以患者能承受的力度为最佳。

（4）术者握住患者腕部，分别向上、下、左、右方向摆动上肢，约5分钟。

3. 自我按摩法

（1）双手置于肩上，双肩同时做环旋运动，然后四指弯曲叩击肩周的位置。

（2）对侧手掌置于患侧的肩部，掌心顺时针方向按揉3分钟，使该部位有热感。

（3）用对侧手掌托住患侧的肘部，做前、后、左、右摆动肩膀的运动。

（4）用对侧手掌托住患侧的手腕部，做向上抬举肩膀的运动，反复10次。

4. 其他按摩法

（1）掌揉肩部后方：掌揉肩部后方肌肉5～10分钟，肩胛骨后方及外侧有肌肉处要重点按揉。

（2）点揉肩胛骨后方及外侧：拇指从肩胛骨后方的内侧开始点揉，逐渐移至肩胛骨后方的外侧，逐一寻找压痛点。

（3）拿揉肩部：取坐位，双手拿揉一侧肩部5分钟，至肩部有发热感，然后换另一侧肩做同样的动作，注意在拿揉时应进一步放松肌肉，使局部感觉舒适。

（4）注意事项：多数患者在天宗穴部位酸痛明显。由于此处肌肉薄，较为敏感，点揉手法不能太重。顺肩胛骨的外侧缘也可找到压痛点，力量可稍重。

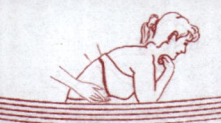

5. 预防保健

有一个随时随地都能养护肩部的方法:把卫生的棉花放在生姜挤榨出的汁中浸泡,泡透后,稍稍挤压一下,不要拧,直接在太阳下晾晒,晒干为止。然后用布将棉花包好,缝成小棉垫。将这个小垫放在疼痛部位的贴身衣服里面,一般使用半个月后,再换一个新的,治疗肩膀疼痛的效果很好。

(四)肩胛提肌损伤

肩胛提肌损伤在临床上是一种常见的颈肩部疾病,多由突然动作造成损伤或由于长期低头工作,积久劳损所致,大多被笼统地诊断为颈部损伤,或背痛、肩胛痛,或被诊断为颈椎病或肩周炎等。肩胛提肌损伤大多由突然性动作造成,如上肢突然过度后伸,使肩胛骨上提和向内上方旋转,肩胛提肌突然强烈收缩,由于肩胛骨周围软组织的影响,使肩胛骨与肩胛提肌不能同步运动,而造成肩胛骨脊柱缘的内上角肩胛提肌附着处的损伤。大多发生在上 4 个颈椎横突处(肩胛提肌的起点处),且损伤处结疤变性较明显。按摩对于修复损伤有很好的效果。

1. 临床表现

(1)本病以中老年发病常见,多为单侧发病少为双侧同时发病。病程多缓慢,少见于急性起病者。病久者可同时伴有颈肩部其他软组织损伤。

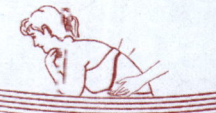

五 肩部常见疾病按摩

(2) 患者自觉颈根部有钝痛、酸沉等不适感,可向头颈部或肩背部放射,重者可有活动受限。急性发作严重者,颈侧肿胀明显,疼痛剧烈。

(3) 患处拒按,睡眠时翻身困难,白天可有抬肩畸形,疼痛可沿受损肌肉的走向放射,上肢后伸及耸肩动作受限或使疼痛加重。

(4) 肩胛骨内上角损伤明显者,除有肩胛骨疼痛、酸胀外,多有向枕骨旁及太阳穴的放射痛。

(5) 双侧发病者颈活动受限较明显,尤以前屈明显。于肩胛骨内上角可查得压痛点,多伴有硬结和条索状反应物,部分人有剥离感。

2. 穴位按摩法

(1) 滚肩胛提肌:患者取坐位,患者头略偏向健侧,使肩胛提肌上部充分伸展。术者一手轻按其患侧肩部,一手沿肩胛提肌向上滚动,使肩部有温热感为宜。

(2) 滚揉背部:术者一手按住患者健侧肩膀,另一手从其脊柱开始向肩胛骨内角施以滚法30~50次。

(3) 空拳按压肩部:术者手握空拳,用第5掌指关节按压患者肩部酸胀感明显处,进行幅度小、频率慢的摆动,反复按压30~50次。

(4) 点按肩部穴位:患者取俯卧,术者用双手拇指点按其肩井、曲垣、天髎、风门各30~50次(图5-6)。

(5) 注意事项:按摩治疗时,先由病变远端或健侧逐渐向最痛部位接近,力量由轻到重。

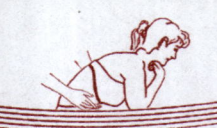

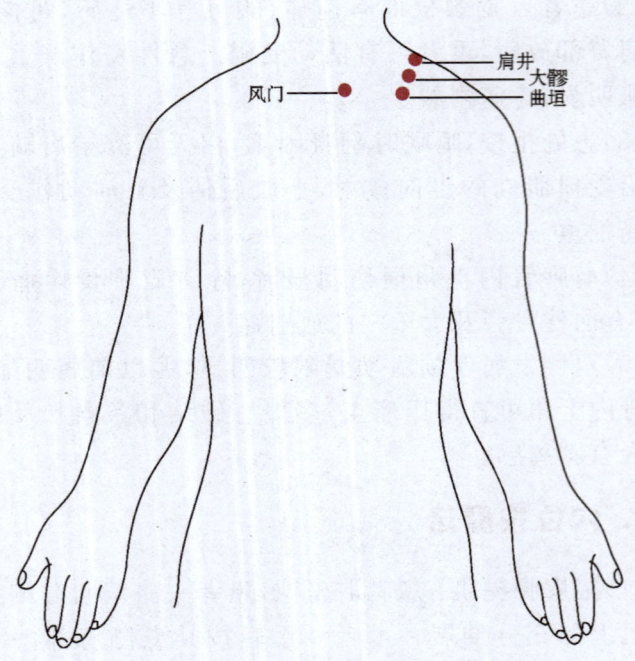

图 5-6　肩胛提肌损伤按摩穴位

3. 预防保健

（1）治疗结束后要注意休息，避免肩部运动。

（2）纠正日常不良姿势，调整工作强度，注意颈肩部保健和运动锻炼。

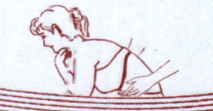

六、腰背部常见疾病按摩

(一)急性腰扭伤

急性腰扭伤是腰部肌肉、筋膜、韧带等软组织因外力作用突然受到过度牵拉而引起的急性撕裂伤,常发生于搬抬重物、腰部肌肉强力收缩时。急性腰扭伤可使腰骶部肌肉的附着点、骨膜、筋膜和韧带等组织撕裂。主要症状表现为腰部一侧或两侧剧烈疼痛,活动受限,不能翻身坐立和行走,常保持一定的强迫姿势,腰肌和臀肌紧张痉挛或可触及条索状硬块。急性腰扭伤一般应卧床休息1~3周,以利于腰部软组织的修复。通过按摩可以行气活血,舒筋通络。

1. 临床表现

(1)外伤后即感腰痛,不能继续用力,疼痛为持续性,活动时加重,休息后也不能消除,咳嗽、大声说话、腹部用力等均可使疼痛增加。有时在受伤当时腰部有响声或有突然断裂感。

(2)腰部僵硬,主动活动困难,翻身困难,骶棘肌或臀大肌紧张,使脊柱侧弯。

(3)腰部一侧或两侧剧烈疼痛,活动受限,不能翻身、坐立和行走,常保持一定强迫姿势以减少疼痛。

(4)损伤部位有压痛点,在棘突两旁骶棘肌处,两侧腰椎横突处或髂嵴后有压痛处,多为肌肉或筋膜损伤。在棘突两侧较深处压痛者,多为椎间小关节所致损伤。在骶髂关节部有压痛者,多为骶髂关节损伤。

(5)腰肌和臀肌痉挛,或可触及条索状硬物,损伤部位有明显压痛点,脊柱生理弧度改变。

(6)一般无下肢放射痛,部分患者有下肢牵涉性痛,直腿抬高试验阳性,但加强试验则为阴性。鉴别困难时,可做局部痛点普鲁卡因封闭。若痛点减轻或消失,则为牵涉痛,腿痛无改变者为神经根放射痛。

2. 穴位按摩法

常见治疗急性腰扭伤穴位图(图6-1)。

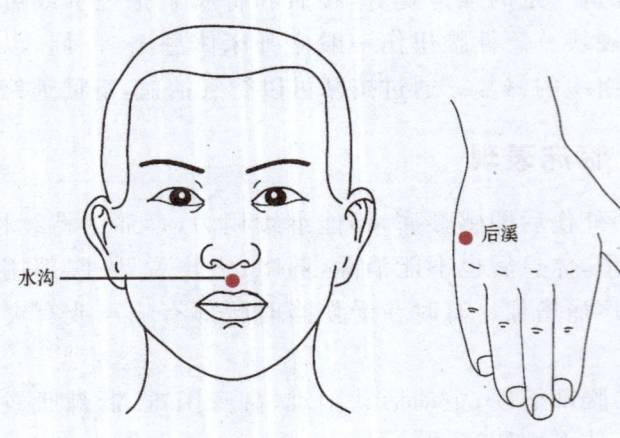

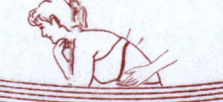

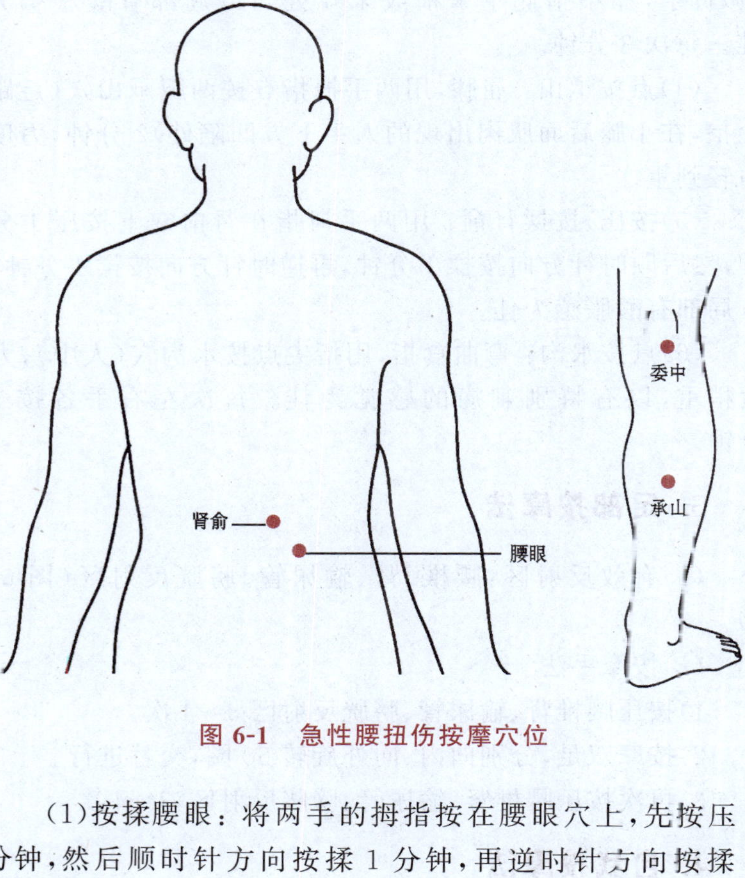

六 腰背部常见疾病按摩

图 6-1　急性腰扭伤按摩穴位

(1)按揉腰眼:将两手的拇指按在腰眼穴上,先按压1分钟,然后顺时针方向按揉1分钟,再逆时针方向按揉1分钟。

(2)点按委中:用食指和中指点按患侧或两侧的委中穴,先按10秒,再放松3秒,反复5~8次,然后轻轻揉动2分钟。

(3)掐按后溪:用拇指指甲掐按患侧或两侧的后溪穴

(微握拳,在小指侧手掌横纹末端处),以局部有酸胀感为佳。每次3分钟。

(4)点按承山:屈膝,用两手拇指点按两腿承山穴(足跟上抬,在小腿后面肌肉出现的人字下方凹陷处)2分钟,力度由轻到重。

(5)按压、按揉肾俞:用两手拇指在肾俞穴上按压1分钟,然后顺时针方向按揉1分钟,再逆时针方向按揉1分钟,以局部有酸胀感为佳。

(6)点按水沟:弯曲食指,用指尖点按水沟穴(人中),力度稍重,以有特别刺痛的感觉为佳。每次左右手各按3分钟。

3. 足部按摩法

(1)有效反射区:腰椎、肾、输尿管、膀胱反射区(图6-2)。

(2)按摩手法

1)按压腰椎肾、输尿管、膀胱反射区3~4次。

2)按摩双足,分别向内、向外旋转60圈,交替进行。

3)再次按压腰椎肾、输尿管、膀胱反射区,3~4次。

4. 自我按摩法

(1)俯卧在床上,以放松腰部的关节与肌肉;将自己一只手拇指的指尖,放在另外一只手背部的腰痛点上(图6-3)。随后,以该穴为圆心做一个顺时针或逆时针的圆周按揉,按揉手法可由轻到重、逐渐加压,以局部出现酸胀麻重为度,接着两手进行互换,整个按摩时间持续5~10分钟。

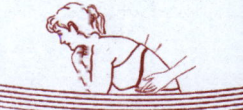

六 腰背部常见疾病按摩

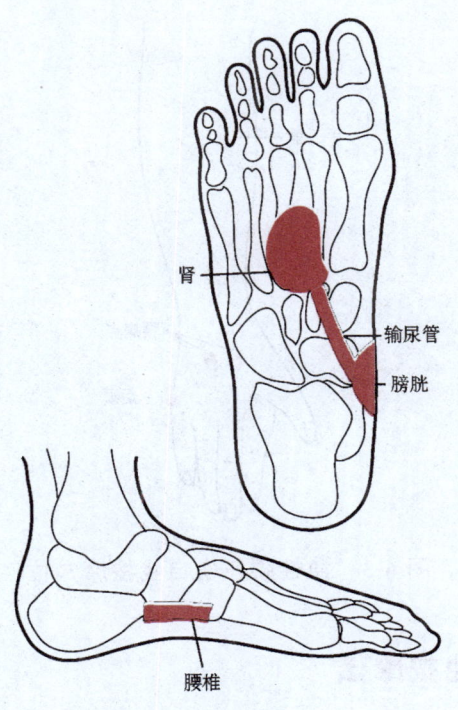

图 6-2 急性腰扭伤足部反射区

（2）用自己拇指、食指或中指的指端，点揉或推按自己面部的水沟穴，手臂上的手三里穴、后溪穴数分钟，以通畅督脉，行气止痛（图 6-3）。

（3）若疼痛有所缓解，可慢慢站立起来，一边做深呼吸，一边活动腰部。开始时，腰部活动的幅度可小些、轻柔些、缓慢些，但随着疼痛程度的逐渐减轻，应加大活动幅度，进行前俯后仰、左右旋转、起坐下蹲等各种运动。

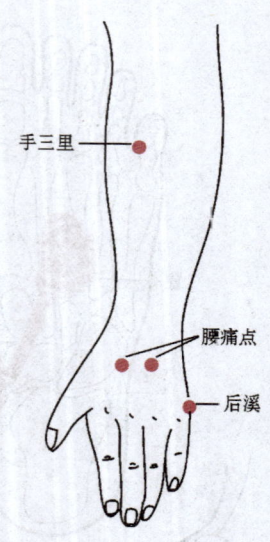

图 6-3　急性腰扭伤自我按摩穴位

5. 其他按摩法

（1）揉按痛点，缓解腰肌痉挛：术者用双手拇指重叠，逐渐用力按揉患者疼痛最明显的部位约 5 分钟，以被按摩者感到腰痛减轻、可以轻微活动为止。

（2）推揉舒筋法：以掌根或小鱼际肌着力，在腰部病变部位做半环揉压。从上至下，先健侧后患侧，边揉边移动，使腰部皮肤感到微热为宜（约 2 分钟）。然后术者立于被按摩者右侧，以右手掌根部和小鱼际肌处紧贴患者腰部皮肤，掌根用力，沿脊柱做鱼摆尾式推揉，由下而上，先健侧后患侧，重点放在患侧。反复推揉 8～12 次。

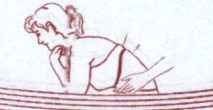

六 腰背部常见疾病按摩

(3)按揉腘窝：被按摩者俯卧，下肢伸直，术者将一手中指屈曲，把屈曲时突出的部分置于腘窝处，揉动1~3分钟，再以掌心置于腘窝处轻揉1分钟。

(4)推摩背部：两腿齐肩宽站好，上体稍后仰，两手掌从八髎穴向上至肝俞穴，上下来回推摩，然后再用两手拇指贴近脊柱两侧骶棘肌上，做弹拨动作2分钟，最后用相同的方法，同样部位反复推摩2分钟。

(5)提拿腰部诸肌：用双手拇指和其余四指指腹对合用力，提拿方向与肌腹垂直。从腰骶部至臀大肌，由上而下、由轻到重、先健侧后患侧。

(6)注意事项：如果腰扭伤疼痛明显者，有时很小的体位改变也会引发腰部的剧烈疼痛，因此应避免用掌揉等可能使患者身体摇晃的手法。可直接用小面积的拇指点、揉法查找痛点，找到后在痛点上采用点、拨手法，往往可起到明显的效果，疼痛可得到缓解。

6. 预防保健

(1)掌握正确的劳动姿势，如扛、抬重物时要尽量让胸、腰部挺直，髋膝部屈曲，起身应以下肢用力为主，站稳后再迈步，搬、提重物时应取半蹲位，使物体尽量贴近身体。

(2)加强劳动保护，在做扛、抬、搬、提等重体力劳动时应使用护腰带，以协助稳定腰部脊柱，增强腹压，增强肌肉工作效能。在寒冷潮湿环境中工作后，应洗热水澡以祛除寒湿，消除疲劳。尽量避免弯腰性强迫姿势工作时间过长。

(3)急性腰扭伤患者应该正确佩戴质地相对较硬的腰围或护腰，保护腰椎，缓解腰肌痉挛。

（4）扭伤之后在关节扭伤的部位用冰块或冷毛巾外敷。

（5）一旦腰扭伤后，应平卧硬板床，并注意腰扭伤部位肌肉的保暖，不要再做剧烈运动。长距离转运时，应将患处加压弹性绷带，防止内出血。

（6）急性腰扭伤者不能睡软床，需卧硬床休息2～3天，之后可逐渐进行腰部活动（如撑腰环绕、搓腰等），有利于损伤局部炎症的消退。

（二）腰肌劳损

腰肌劳损，又称功能性腰痛、慢性下腰损伤、腰臀肌筋膜炎等，是指腰骶部肌肉、筋膜等软组织慢性损伤性炎症，是腰痛的常见原因之一。在慢性腰痛中，本病占的比例最大，多因腰部软组织的急性损伤未及时治疗或治疗不彻底转变而来，也可由于一些平常不足以致伤的外力，因反复持续的牵拉、挤压、震荡，超出了腰部的代偿功能而产生。主要症状是腰或腰骶部胀痛、酸痛，反复发作，疼痛可随气候变化或劳累程度而变化，如日间劳累加重，休息后可减轻，时轻时重，为临床常见病，多发病，发病因素较多。其日积月累，可使肌纤维变性，甚而少量撕裂，形成瘢痕、纤维条索或粘连，遗留长期慢性腰背痛。

按摩能对腰背部的软组织损伤有良好的效果，能补益肝肾、舒筋活络、温经通络，有效地消除腰部的疼痛与酸胀。

1. 临床表现

（1）腰背部疼痛长期反复发作，呈钝性胀痛或酸痛不

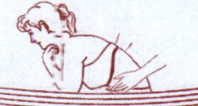

六 腰背部常见疾病按摩

适,时轻时重,迁延难愈。休息、适当活动或经常改变体位姿势可使症状减轻。劳累、阴雨天气、受风寒湿影响则症状加重。

(2)腰部活动基本正常,一般无明显障碍,但有时有牵掣不适感。不耐久坐久站,不能胜任弯腰工作。弯腰稍久,便感直腰困难。常喜双手捶击,以减轻疼痛。

(3)病症急性发作时,诸症明显加重,可有明显的肌痉挛,甚至出现腰脊柱侧弯,下肢牵掣作痛等症状。

2. 穴位按摩法

常见治疗腰肌劳损的穴位(图6-4)。

(1)按压、按揉志室:按摩者将食指指腹按于被按摩者志室穴上,先按压1分钟,再顺时针方向按揉1分钟。左右交替按摩。

(2)按揉膈俞:按摩者将食指指腹按于被按摩者膈俞穴上,顺时针方向按揉2~3分钟,左右交替按摩。以局部有酸胀感为佳。

(3)按揉委中:将中指指腹和食指指腹按在患侧或两侧的委中穴上,力度要适中,按揉20~40下,以局部有酸胀感为度。

(4)按揉命门:按摩者将食指指腹放在被按摩者命门穴上,先顺时针方向按揉2分钟,再逆时针方向按揉2分钟。

(5)按揉腰眼:两手叉腰,拇指放在两侧腰眼穴上,按压1分钟,然后顺时针方向按揉1分钟,再逆时针方向按揉1分钟。

(6)按揉肾俞:两手叉腰,双手拇指按在肾俞穴上,先挤

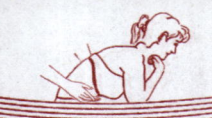

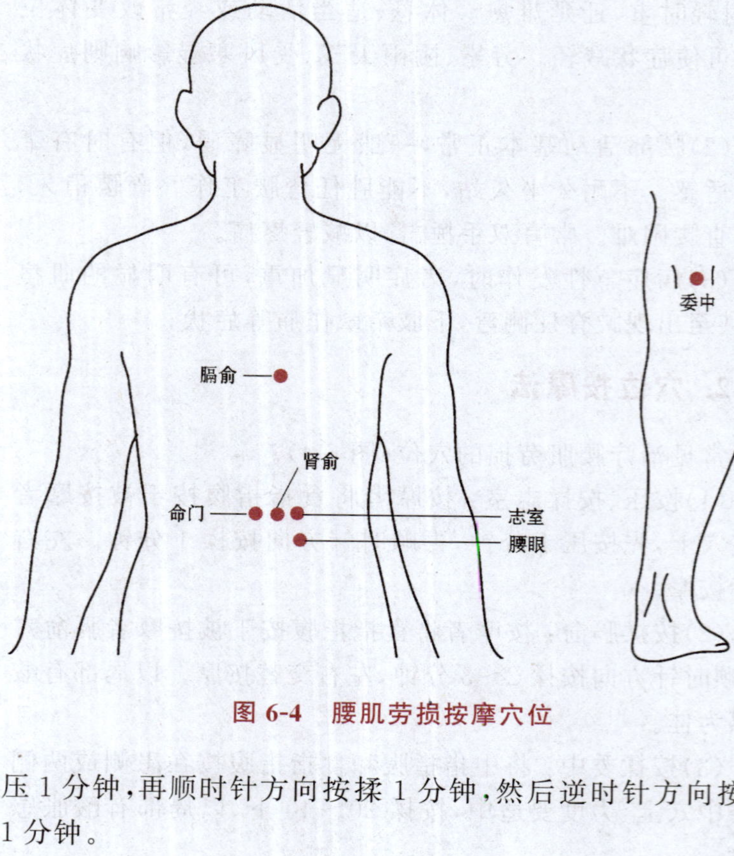

图 6-4　腰肌劳损按摩穴位

压 1 分钟，再顺时针方向按揉 1 分钟，然后逆时针方向按揉 1 分钟。

3. 足部按摩法

（1）有效反射区：肾、肾上腺、腹腔神经丛、输尿管、膀胱、尿道、内外侧坐骨神经、腰椎、骶椎、上身及下身淋巴结、内外侧尾骨反射区（图 6-5）。

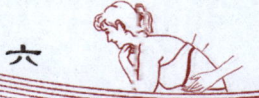

腰背部常见疾病按摩

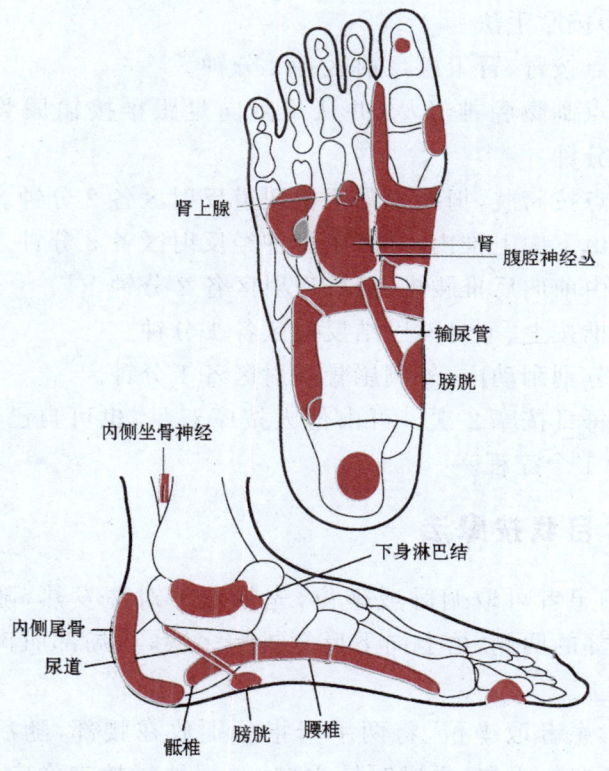

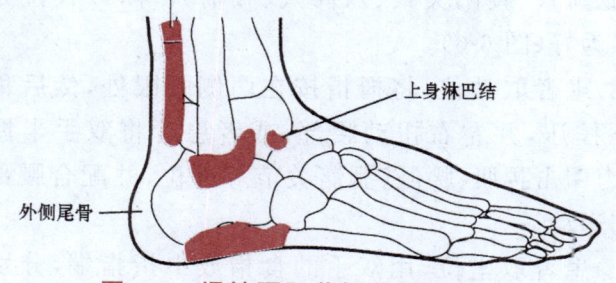

图 6-5 慢性腰肌劳损足部反射区

(2)按摩手法

1)点按肾、肾上腺反射区各2分钟。

2)点刮腹腔神经丛,并从足趾向足跟推按输尿管反射区各2分钟。

3)点按膀胱,拇指推掌法推尿道反射区各2分钟。

4)由下向上推内、外侧坐骨神经反射区各2分钟。

5)由前向后推腰椎、骶椎反射区各2分钟。

6)推按上、下身淋巴结反射区各1分钟。

7)分别刮动内、外侧尾骨反射区各1分钟。

8)每日按摩2次。可由他人按摩双足,也可自己按摩。10日为1个疗程。

4. 自我按摩法

(1)患者可取俯卧或坐位,先将双手对搓发热,随后放置于腰部的两侧,由上向下反复推搓多次,至局部肌肉发红发热为止。

(2)患者取坐位,将两手拇指分别放在腰部,随后用指腹,先顺时针方向,再逆时针方向,缓缓地揉按夹脊穴、肾俞穴、大肠俞穴、腰阳关穴、八髎穴、腰俞穴等,以穴位处出现酸胀感为好(图6-6)。

(3)患者取站位,将拇指按在两侧腰眼处,然后稍稍用力往下按压,并左右扭动腰部;或者患者将双手半握成拳状,用力叩击腰肌、腰骶、骶髂关节等部位,并配合腰部的前俯后仰运动。

(4)患者取坐位,用双手的食指或中指指端,分别点按膝后的委中穴,小腿的承山、昆仑穴,每穴各1分钟。被按穴

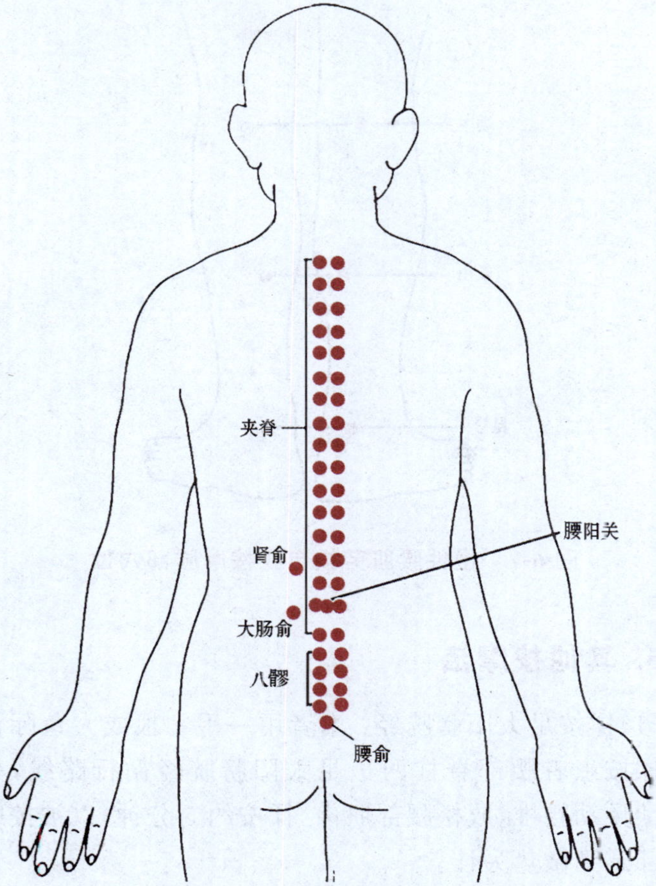

腰背部常见疾病按摩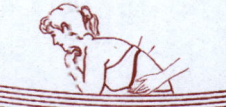

图 6-6 慢性腰肌劳损自我按摩背部穴位

位处如果出现酸、胀、麻、重感觉时,可先减压休息片刻,再重新点按(图 6-7)。

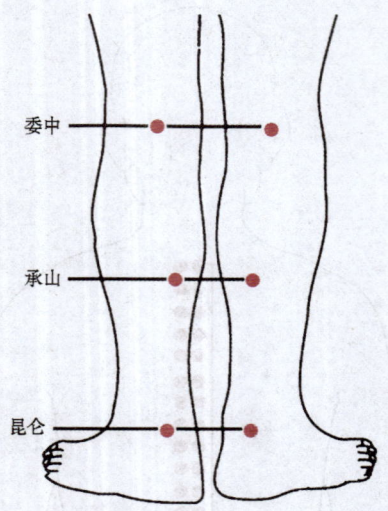

图 6-7 慢性腰肌劳损自我按摩腿部穴位

5. 其他按摩法

(1)揉按足太阳膀胱经：术者用一手掌根或大鱼际自上而下揉按患者腰部脊柱两边足太阳膀胱经循行路线，另一手协助晃动腰椎，放松腰部肌肉，揉按约 5 分钟，以被按摩者腰背部感到微热为佳。

(2)擦膀胱经腰段(第一腰椎至第五腰椎段)：两手握空拳，用拳眼在腰部两侧膀胱经做上下往返摩擦 50 次，拳眼紧贴体表做上下往返摩擦，手法用力宜轻，节奏宜快。局部有明显温热并向深部透热，摩擦后即感腰部舒适，温热感可持续一定时间。

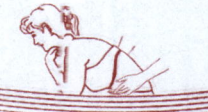

六 腰背部常见疾病按摩

(3)搓腰:术者两手手掌分别放在被按摩者两侧腰部的脊柱两旁,一上一下,不断搓擦,并配合以腰部活动。

(4)捶骶:术者手捏空拳,敲打被按摩者骶部,两拳交替,一起一落。

(5)叉腰屈伸:站立位,两手叉腰,两手拇指螺纹面按于腰眼穴,做腰部屈伸活动15～20次。腰部屈伸动作宜缓慢,特别是后伸动作要伸至最大限度,并持续片刻,也可配合叉腰做旋转腰部活动,向左旋转与向右旋转交错进行。

(6)旋腰转背:取站立姿势,两手上举至头两侧与肩同宽,拇指尖与眉同高,手心相对。吸气时,上体由左向右扭转,头也随着向后扭转,呼气时,由右向左扭动,一呼一吸为一次,可连续做8～32次。

6. 预防保健

(1)在日常的生活和工作中要注意纠正不良姿势,摆正腰姿。

(2)要注意自我调节,劳逸结合,要经常变换各种体位以使腰部受力平衡,避免长期固定在一个动作上和强制的弯腰动作。

(3)注意坐姿和劳动姿势,坐位时尽量向后靠住椅背,减少腰部软组织的受力。在工作中,每隔1小时稍事休息,避免腰部长时间保持一种姿势。

(4)要注意腰部的保暖,尽量减少房事的次数。

(5)要睡硬板床,皮带系宽松些,经常热敷一下腰部,并用手横擦腰部,要把热透进去。

(6)在日常的生活和工作中要加强腰背肌肉的锻炼。

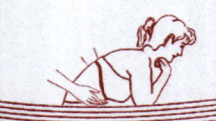

(7)应有目的地加强腰背肌肉的锻炼,如做一些前屈后伸,腰部左右侧弯回旋及仰卧起坐的动作。肥胖者应减肥,以减轻腰部的负担。

(8)加强腰背肌锻炼,如坚持练习俯卧位飞燕点水、仰卧位直腿抬高。慢跑也是一种非常好的腰肌劳损预防及治疗方法。

(9)患者平时可以利用热水淋浴进行水疗按摩。运用时,可先将水温适当调高,以不烫为宜,再调好水压,然后打开淋浴器的开关,将温水反复冲淋脊柱上的督脉经,以及腰椎两侧的足太阳经,此时可再配合一些局部的手法按摩。

(三)腰背肌筋膜炎

腰背肌筋膜炎是发生于背部肌肉、筋膜等组织的一种非特异性炎症疾病,属于纤维质炎的一种。该病多见于长期从事体力劳动者和长时间坐位工作者。本病主要表现为颈、肩和背部疼痛僵硬,沉重如山,颈部活动不灵和肩臂酸困及麻木等,并与天气变化有关,阴雨、潮湿、风寒、劳累、扭伤等可使症状加重。造成颈背肌筋膜炎的原因各异,通过按摩可以达到预期的治疗效果。

1. 临床表现

(1)患处肌肉发僵、压之酸痛或触及索状物,揉压后患者感到舒适和症状减轻。

(2)痛区触诊可触及大小不一、数量不等的结节。

(3)局部压痛明显。

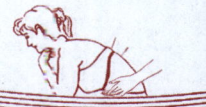

腰背部常见疾病按摩

(4)多无肌力和肌腱反射的改变,化验检查可有血象增高,X线检查一般无异常发现。

2. 穴位按摩法

常见治疗腰背肌筋膜炎的穴位(图6-8)。

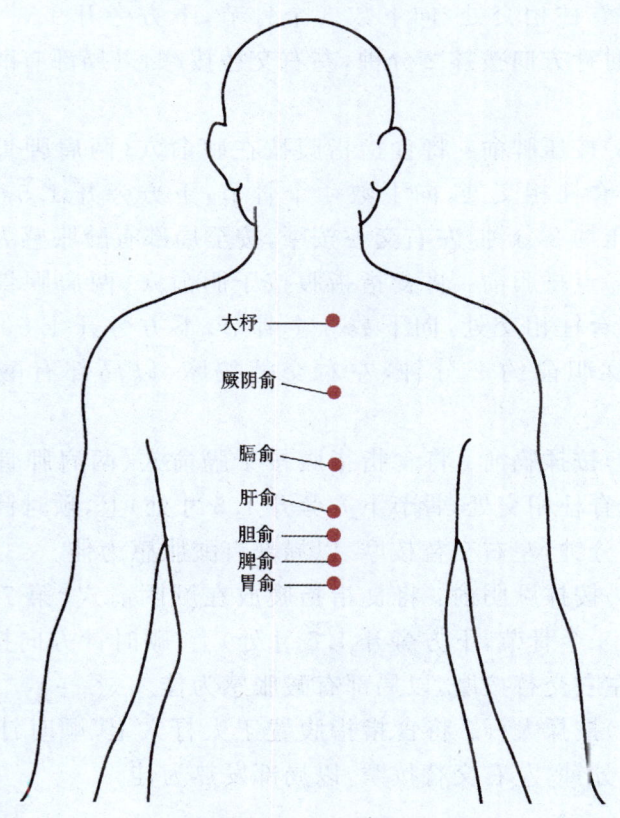

图6-8 腰背肌筋膜炎按摩穴位

(1) 按揉肝俞：将食指指腹按于肝俞穴（两肩胛骨下缘连线与脊柱相交处，向下数 2 个骨节，下方旁开 1.5 寸处）上，顺时针方向按揉 2 分钟，左右交替按摩，以局部有酸胀感为佳。

(2) 按揉胃俞：将食指指腹按于胃俞穴（两肩胛骨下缘连线与脊柱相交处，向下数 5 个骨节，下方旁开 1.5 寸处）上，顺时针方向按揉 2 分钟，左右交替按摩，以局部有酸胀感为佳。

(3) 按压脾俞：将食指指腹按在脾俞穴（两肩胛骨下缘连线与脊柱相交处，向下数 4 个骨节，下方旁开 1.5 寸处）上，按压约 2 分钟，左右交替按摩，按至局部有酸胀感为佳。

(4) 点揉胆俞：将食指指腹按于胆俞穴（两肩胛骨下缘连线与脊柱相交处，向下数 3 个骨节，下方旁开 1.5 寸处）上，点揉胆俞约 2 分钟，左右交替按摩，以局部有酸胀感为佳。

(5) 按揉膈俞：将食指指腹按于膈俞穴（两肩胛骨下缘连线与脊柱相交处，骨节下方旁开 1.5 寸处）上，顺时针方向按揉 2 分钟，左右交替按摩，以局部有酸胀感为佳。

(6) 按揉厥阴俞：将食指指腹放在厥阴俞穴（第 7 颈椎向下数 4 个骨节，下方旁开 1.5 寸处）上，顺时针方向按揉 2 分钟，左右交替按摩，以局部有酸胀感为佳。

(7) 按揉大杼：将食指指腹置于大杼穴上，顺时针方向按揉 2 分钟，左右交替按摩，以局部发热为佳。

3. 其他按摩法

(1) 掌推背部：术者站在被按摩者的左侧，手横位。双

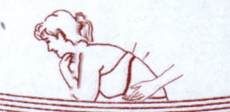

腰背部常见疾病按摩

手全掌着力于臀部,从臀部沿脊椎向上推按至颈部,然后双手向外旋转,沿肩胛骨按抚至双腋内侧,最后指尖向上拉抚至臀部。

(2)深层叩提背部:术者站在被按摩者的左侧,双手四指并拢,微握拳,与拇指配合,如同双手各拿一个茶杯,其虎口向上。迅速抖腕,双手交替用爆发力叩击背部,在手与背部接触的一瞬间,手指用力捏住背部肌肉迅速上提。

(3)推按背部:术者站在被按摩者的左侧,双手四指自然并拢、平伸。左手按于右手上,全掌着力于尾骨上侧,用力向上直线推至颈部。再用同样的手法从左臀部推至左肩,右臀部推至右肩。

(4)按摩背肌:被按摩者取坐位或俯卧位,术者站其后或左侧,用手背第二掌骨背节尽可能自上而下按摩背部肌肉,反复3遍。

(5)注意事项:背部或肌肉丰厚的地方,可以使用单手加压按法,即左手在下,右手轻轻用力压在左手指背上;也可以右手在下,左手压在右手指背上。

4. 预防保健

(1)有效的治疗方法结合理疗、按摩,能够使患者快速地回到正常生活中。

(2)日常要注意保暖,防止受凉,可局部热敷。

(3)急性期注意休息。

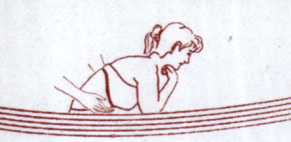

（四）腰椎间盘突出症

腰椎间盘突出症又称腰椎间盘纤维环破裂症、腰椎间盘脱出症等，是临床常见病。由于腰椎间盘病变是由于纤维环失去弹性，产生裂隙引起的，因此治疗腰椎间盘突出症要取得满意的疗效，必须进行综合治疗。通过按摩能降低椎间盘内压力，促使髓核回纳，松解粘连，减轻对腰神经根的压迫，并使局部血液循环加快，有利于一些致痛、致炎物质的吸收和神经恢复。但中央型腰椎间盘突出症，并有脊髓或马尾受压症状，如鞍区麻痹、大小便功能障碍等，不宜采用按摩，应考虑手术疗法。

1. 临床表现

（1）腰背部疼痛：因疼痛使腰部活动受限。

（2）下肢放射性疼痛：由于腰椎间盘突出多发生在腰部4～5或骶5椎间隙，正是坐骨神经根处。所以，腰椎间盘突出患者多有坐骨神经痛或先由臀部开始，逐渐放射到大腿后外侧、小腿外侧、足背及足底外侧和足趾。中央型突出常引起双侧坐骨神经痛。当咳嗽、打喷嚏及大小便等腹内压力增高时，传电般的下肢放射性疼痛，使疼痛加重。

（3）感觉及麻木异常：腰椎间盘突出后造成神经根接触区域局部压迫或牵扯压迫，是神经根本身的纤维和血管受压变形而导致缺血、缺氧，使腿部出现疼痛、麻木，还有的会引起下肢发冷、发凉，足背动脉减弱等。

（4）肌肉瘫痪：腰椎间盘突出物压迫神经时间较长者，

可引起神经麻痹或肌肉瘫痪,有的还可引起间歇性跛行,脊柱侧凸、侧弯等。这些现象极易给患者带来诸多不便,有的甚至失去运动能力。

2. 穴位按摩法

常见治疗腰椎间盘突出症穴位(图6-9)。

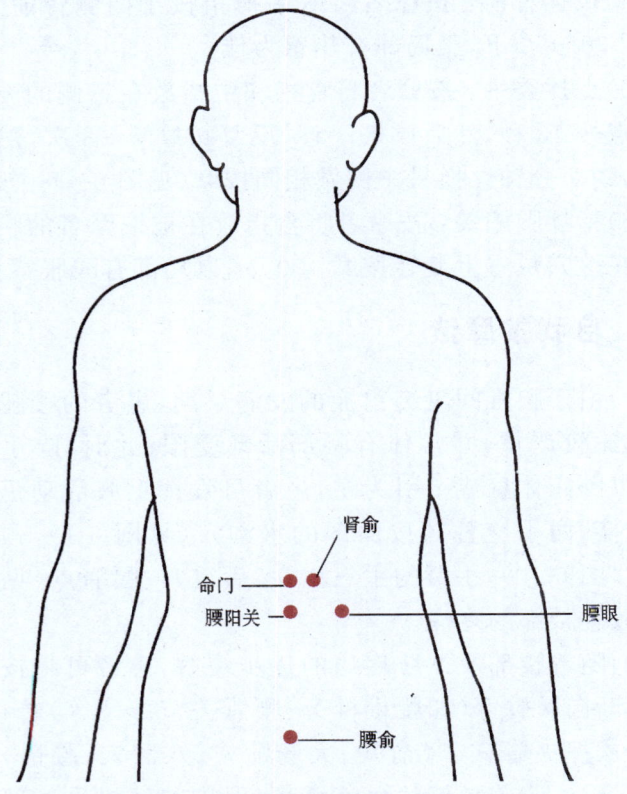

图6-9 腰椎间盘突出症按摩穴位

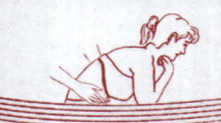

(1)按揉命门：按摩者将食指置于被按摩者命门穴上，先顺时针方向按揉2分钟，再逆时针方向按揉2分钟。

(2)按揉腰眼：将两手拇指按在腰眼穴上，先按压1分钟，然后顺时针方向按揉1分钟，再逆时针方向按揉1分钟。

(3)点按腰俞：按摩者用食指点按被按摩者腰俞穴30～50下，按至局部有热感为佳。左右交替按摩。

(4)按揉肾俞：按摩者将双手拇指按于两侧肾俞穴，用力按揉30～50下，至局部有热感为佳。

(5)点揉委中：按摩者将食指和中指放在患侧的委中穴上，先点按10秒，然后放松3秒，反复按摩5～8次，然后轻轻揉动约2分钟。换另一侧做相同按摩（见图6-4）。

(6)指揉腰阳关：按摩者将食指放在被按摩者的腰阳关穴上，在该穴位置上旋转按摩100下，以局部有酸胀感为佳。

3. 自我按摩法

(1)由于腰椎间盘突出症的发病早期，患者的腰腿痛症状大都比较严重，并常伴有腰部活动受限；此时，除手术治疗外，以卧床休息或牵引为主，患者可发挥上肢活动仍然正常的功能，两手交替揉按面部的水沟穴（见图6-1），颈部的大椎穴（图6-10），手臂的手三里穴、后溪穴、腰痛点（见图6-3），以减轻腰部的疼痛。

(2)随着腰部及下肢疼痛的逐步缓解，患者可将按摩的重点渐渐向腰臀部（如腰椎椎旁、腰骶关节部位等）转移；时常按压揉捏夹脊穴、肾俞穴、大肠俞穴、八髎穴、腰俞穴等，以疏通经络，改善腰部的血液循环，促进神经根受压部位炎症和粘连的缓解（图6-11）。

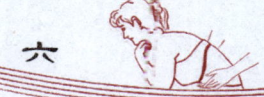

腰背部常见疾病按摩

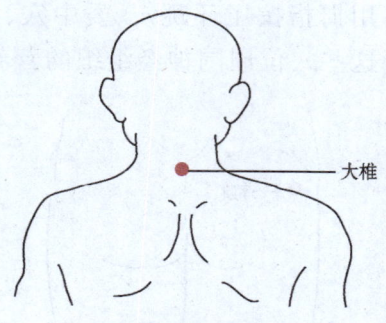

图 6-10　揉按大椎穴

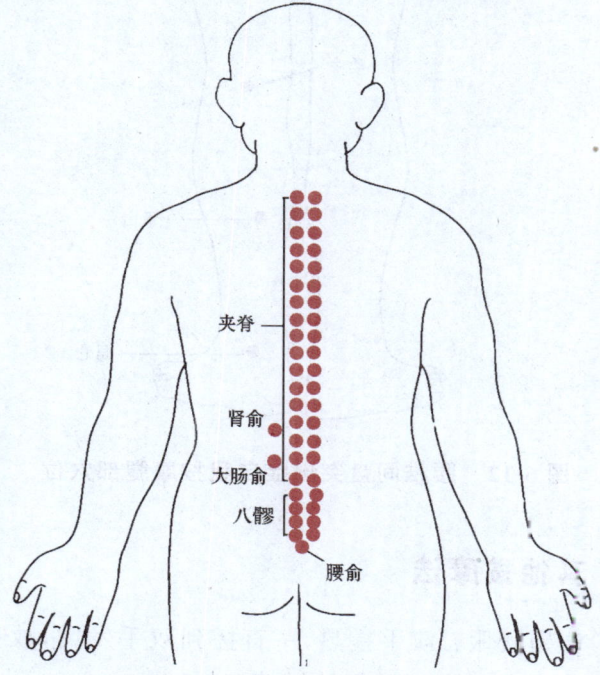

图 6-11　腰椎间盘突出症自我按摩背部六位

(3)患者可用拇指按压环跳穴、委中穴、承山穴、昆仑穴等穴位,可改善这些穴位周围神经组织的营养(图6-12)。

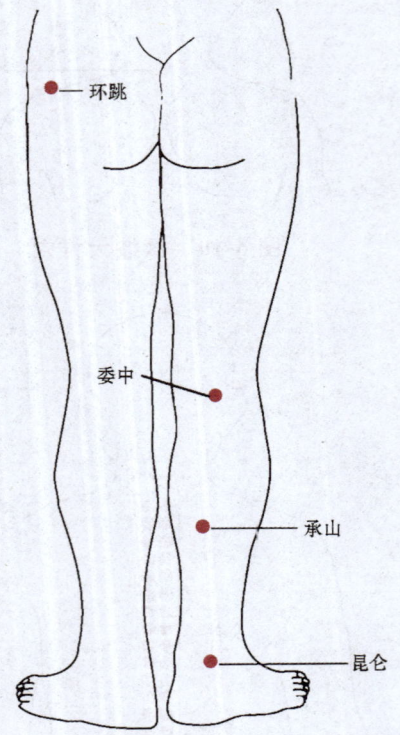

图 6-12　腰椎间盘突出症自我按摩腿部穴位

4. 其他按摩法

(1)温熨腰眼:双手搓热,一直搓到双手发烫,放在腰眼的位置,从上向下进行反复的搓擦。

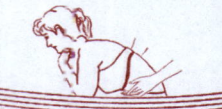

腰背部常见疾病按摩 六

(2)捏脊:用拇指和食指把脊柱正中间的皮肤提起,从与肚脐相对的地方一直到尾椎。

(3)摩揉腰部:双手握拳,拳眼朝上,用掌指关节顺时针和逆时针各揉腰部18圈。

(4)抓腰:将拇指固定在腰部,其余四指的指腹在腰部进行反复的拉动。

(5)注意事项

1)术者在给腰椎间盘突出症患者按摩时,可多按揉其督脉上的腰阳关穴。患者如因腰部活动受限,不便按揉腰部及下肢的穴位,则可多按揉手太阳经上的后溪穴,与之配合。

2)处于急性腰椎间盘发作期的患者,因其症状比较重,疼痛也比较剧烈,所以此时不宜进行按摩,应等病情在局部有了一定的缓解后,再在局部做一些轻柔的手法按摩。然后重点在下肢远端采用一些穴位治疗,这样就可以取得一些明显的效果。

5. 预防保健

(1)腰椎间盘突出症重在预防。注意平时的站姿、坐姿、劳动的姿势及睡姿的合理性,纠正不良姿势和习惯,加强锻炼。

(2)患者要注意自我保护,要尽量坐高一点的凳子,弯腰不要太猛,上床、翻身等动作都不能做得太快或太猛。

(3)不要长期弯腰、久坐,否则会使腰椎处于后弯状态,腰部肌肉、韧带均处在紧张状态,增加腰椎间盘承受的压力,不利于腰椎间盘康复。

（4）腰椎间盘突出的季节性比较强，尤其到了换季的时候要注意，外出时最好系上护腰。

（5）平时应注意保暖避风寒，还应避免过度劳累和剧烈的运动。

（6）不要吃刺激性食物，因为腰椎间盘突出后对神经的压迫刺激，使神经对外界刺激的敏感性加强，生冷、烟酒等刺激性食物会加大神经的刺激，对缓解腰椎间盘突出引起的疼痛不利。

（7）急性发作期间，要绝对卧床休息，最好大小便也不要下床。治疗期间患者应卧硬板床休息，注意腰部保暖。恢复期患者起床活动，可用护腰保护腰部。同时可开始锻炼腰肌，仰卧挺腹和俯卧鱼跃是最简单，也是最有效的方法，每次各做5～10个，每日早晚各1次，持之以恒，终身受益。

（五）产后腰骶痛

产后腰骶痛是指产妇分娩后出现的腰骶部疼痛。分娩后，产妇盆腔内的组织不能很快恢复到孕前状态，子宫也未能完全复位，在一段时间内，连接骨盆的韧带松弛无力，以及在这个时期如果恶露排出不畅，导致宫腔内血液瘀积，都会引起腰痛。

1. 临床表现

（1）不能久站、久蹲、久坐，身体极易疲劳。

（2）腰部肌肉不能放松，始终处于紧张状态。

（3）初期表现为腰肌劳损的症状。

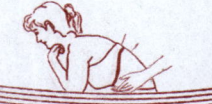

2. 穴位按摩法

常用产后腰骶痛穴位(图 6-13)。

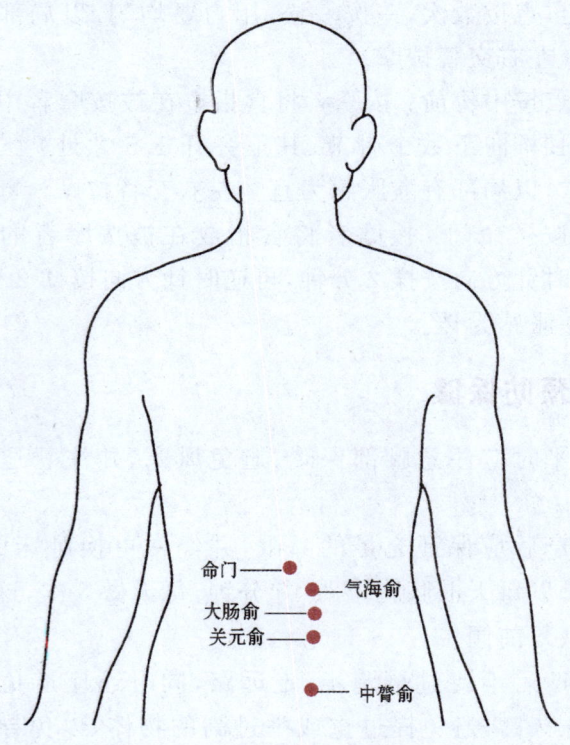

图 6-13 产后腰骶痛按摩穴位

(1)按揉关元俞：按摩者将食指指端放在被按摩者的关元俞穴上，顺时针方向按揉 2 分钟，揉至局部感到发热为佳。左右交替按摩。

(2)点按大肠俞：按摩者将食指按在被按摩者大肠俞穴

上,点按2分钟;或者握拳,用食指的关节突起点按该穴位1分钟,以局部有酸胀感为佳。左右交替按摩。

(3)点按气海俞:按摩者将食指放在被按摩者一侧的气海俞穴上,点按数次,一按一松,用力要均匀,以局部有酸胀感为宜。左右交替按摩。

(4)点按中膂俞:按摩者将食指按在被按摩者中膂俞穴(从第5腰椎向下数个骨节,其下旁开1.5寸处)上,点按2分钟左右,以局部有酸胀感为宜。左右交替按摩。

(5)按揉命门:按摩者将食指放在被按摩者的命门穴上,沿顺时针方向按揉2分钟,再逆时针方向按揉2分钟,以局部有酸胀感为佳。

3. 预防保健

(1)平时应注意腰部保暖,避免风寒,并注意适当锻炼腰部。

(2)产后应保证充足的睡眠,并经常更换卧床的姿势,同时还可以每天取膝胸位趴15分钟,每天做3次,这样有助于子宫恢复前倾位。

(3)产后不要过早跑步、走远路,同时还应避免经常弯腰、久站、久蹲,避免提过重或举过高的物体,以免导致产后子宫后位或子宫脱垂引发腰痛。

(4)产房空气要清新流通,但要避免直接吹风,以免风寒入侵。

(5)忌进食生冷食品,包括水果、汽水、饮料。

(6)如果长期腰痛未见减轻,反而日渐加重,或者持续时间已超过1个月者,应及时去医院就诊。

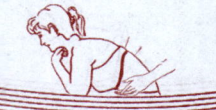

（六）坐骨神经痛

坐骨神经痛是指在坐骨神经通路及其分布区内的疼痛。坐骨神经是全身最大的神经，其支配的运动和感觉区域非常广泛。坐骨神经痛多是持续性疼痛并阵发性加剧，很少出现间歇痛。疼痛从臀部，沿大腿后面、小腿外侧向足部放射，当行走、咳嗽、喷嚏、弯腰、活动下肢时疼痛加重。此病多因风寒湿邪侵袭、阻滞经络所致；或椎间盘突出，坐骨神经附近各组织的病变，如髋关节、骶髂关节疾病，脊椎炎，子宫及前列腺癌，腰骶脊髓及其神经根的肿瘤等，均能引起该病的发生。前者多属痹症范畴，后者则继发于其他疾病中。对于坐骨神经痛，按摩是较有效的治疗方法。通过按摩可调节改善全身的功能状态，疏导患部经气，加强患部血液循环，促进神经功能恢复。如能长期坚持，即可治愈。

1. 临床表现

（1）该病多呈持续性疼痛阵发性加剧，很少出现间歇痛。

（2）疼痛在腰部、臀部，并向股后、小腿后外侧、足外侧放射。

（3）疼痛呈持续性钝痛并有发作性加剧向下窜行，发作性疼痛可为烧灼和刀刺样，常在夜间更剧。

（4）弯腰或活动下肢、行走、咳嗽、排便时疼痛加重，休息可减轻。

（5）坐骨神经径路上有压痛。

（6）有神经根牵拉痛，直腿抬高试验阳性。

（7）踝反射减低或消失，可有神经根型的感觉障碍，跚趾背屈力差等。

2. 穴位按摩法

(1)震颤腹肌：术者用单侧手掌,震颤腹部,操作时要以腕关节的快速摆动带动侧掌震颤。此法有理气宣肺、平衡阴阳、疏风活血的功效。

(2)捏拿下肢：术者双手拇指和其他四指对合,从患者大腿上端,到足踝部,由上到下,反复捏拿。此法有通经益肾的功效。

(3)拳压下肢：术者单手握空拳,压患者的下肢,由上到下,反复压。可调气止痛、通经散寒。

(4)点揉股前肌：术者双手掌虎口张开,卡住患者下肢,拇指指压大腿肌肉,向下垂直用力。有解除疲劳,行气活血的功效。

(5)抻展下肢：术者一手扶住患者的小腿,另一手按住其膝部,拉抻旋转下肢。可以拉抻肌腱,改善关节活动度。

(6)屈压下肢：术者一手握住患者的小腿,另一手向前屈压,用力不可过大,以患者能忍受为宜。能消除下肢的疲劳,有促进血液循环的作用。

(7)横扳腿：患者下肢呈四字弯曲,术者一手扶其膝部,另一手握住其足踝部,向侧面横扳。注意用力要和缓,不可过猛。能滑利关节,强健腰腿。

(8)叩击股前肌：术者以单掌叩击患者股前肌,用力要均匀。有缓解肌肉紧张、酸麻、胀痛的效果。

(9)按揉腰肌：术者将两手掌重叠放在患者腰阳关穴处按压,然后左右晃动腰部。患者腰部肌肉应充分放松。能

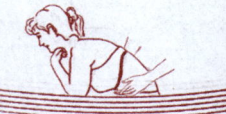

六 腰背部常见疾病按摩

壮腰止痛。

(10) 弓拳压腰臀肌：术者双手重叠握空拳，自上而下，以拳面压患者的腰臀肌。对体弱者应用虚拳。此法具有解痉止痛，调理脏腑之功效。

(11) 捏拿臀肌：患者下肢呈四字形弯曲，术者双手拇指与四指对合，轻柔捏拿臀部肌肉。此法可以舒经活血、舒展肌筋、松弛肌肉，解除臀部肌肉疲劳。

(12) 上扳下肢：术者一手搂住患者的大腿，另一手按住腰部，抻直患者下肢的同时上扳，两手配合，逐渐加力。能松解粘连，促进血液循环。

(13) 侧扳腿：术者一手握住患者的足踝，另一手按住其腰部，握足踝的手向外扳拉。具有松解粘连，滑利关节，舒经活络的作用。

(14) 双扳腰：术者一手握住患者的下肢，另一手缓慢扳动并叩击腰部。具有舒筋松骨，滑利关节的作用。

(15) 整理背部及腰部：术者双手同侧或对角按压患者背部，然后一手扶住患者的腰部，另一手搓理下肢。能松解粘连，促进血液循环。

(16) 双旋腰：患者双腿弯曲，术者一手自腘窝穿过，另一手扶其肩部，使其腰部斜向扳动，并向胸部扳压，用力要适中。可以滑利关节，松解肌筋。

(17) 抻腿：术者双手握住患者的足踝处，用力抻拉其下肢。可以疏松脉络，滑利关节，松解粘连。

3. 足部按摩法

(1) 有效反射区：坐骨神经、下腹部、尾骨内侧、膝关节、

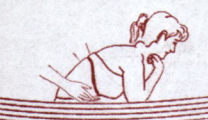

颈椎、胸椎、腰椎、骶椎、尾椎、肾、肾上腺、膀胱、肺、输尿管等反射区(图6-14)。

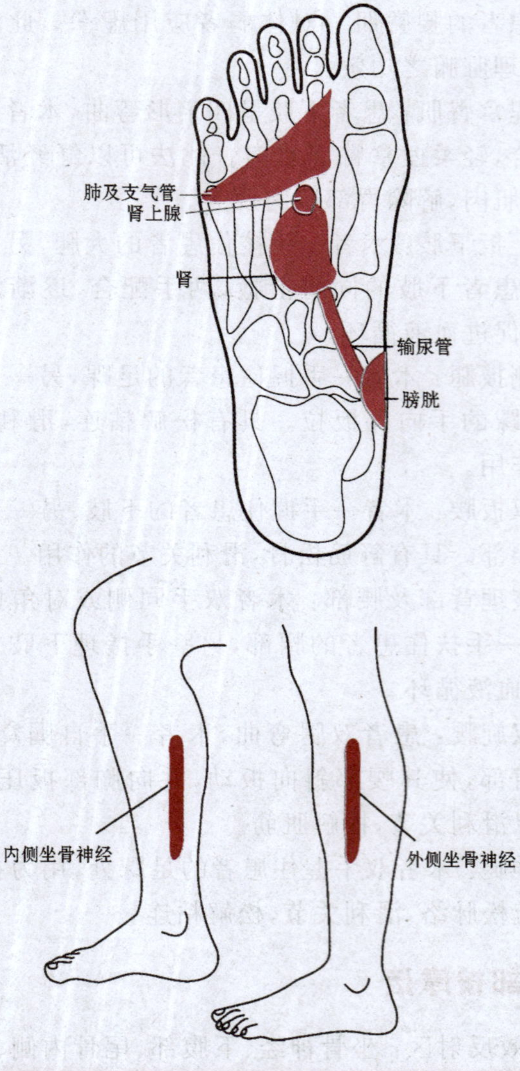

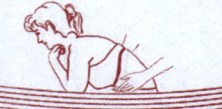

六 腰背部常见疾病按摩

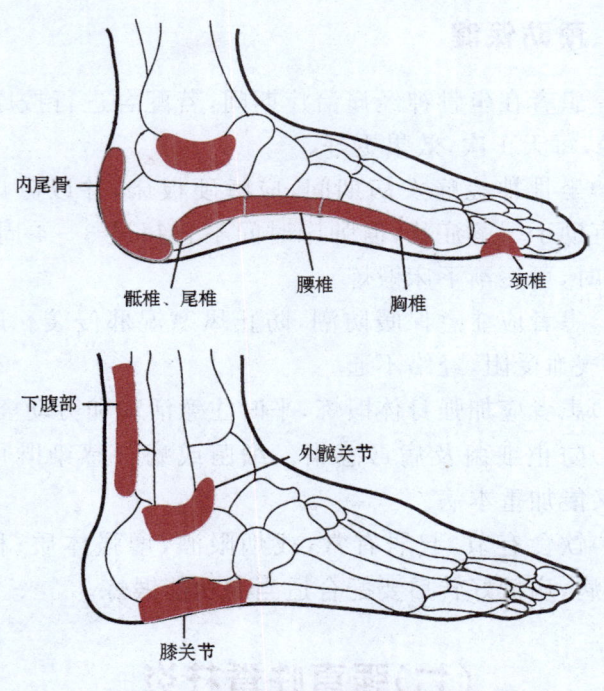

图 6-14 坐骨神经痛足部反射区

(2)按摩手法

1)点按肾上腺、肾、膀胱反射区,各 50～100 次,力度适中。

2)拇指推压坐骨神经、肺、输尿管反射区,各 100 次,力度以有胀痛感为度。

3)下腹部、尾骨内侧、膝关节、颈椎、胸椎、腰椎、骶椎、尾椎反射区,各揉按 30～50 次,力度稍轻。

4. 预防保健

(1)患者在坐骨神经痛治疗期间,若配合进行按摩10~20分钟,每天1次,效果更好。

(2)坐骨神经痛发病期间,应睡硬板床,并以卧床休息为主,有助于缓解症状,但卧床时间不宜超过3~4周,当症状缓解时,可逐渐下床锻炼。

(3)患者应注意保暖防潮,防止风寒湿邪侵袭。风寒湿邪会使气血受阻,经络不通。

(4)患者应加强身体锻炼,平时注意活动和劳动姿势。

(5)防止细菌及病毒感染。细菌或病毒感染既可诱发本病,又能加重本病。

(6)饮食有节,起居有常,戒烟限酒,增强体质;积极治疗原发病,病情好转后要配合适当的功能锻炼。

(七)强直性脊柱炎

强直性脊柱炎是一种慢性炎性疾病,主要侵犯骶髂关节、脊柱骨突、脊柱旁软组织及外周关节,并可伴发关节外表现。临床主要表现为腰、背、颈、臀、髋部疼痛及关节肿痛,严重者可发生脊柱畸形和关节强直。本病属于中医的"肾痹""痿痹""骨痹""督脉病"。正确的按摩可以帮助强直性脊柱炎患者减轻疼痛,减少疾病的痛苦。

1. 临床表现

(1)本病的全身表现一般不重,少数重症者有发热、疲

六 腰背部常见疾病按摩

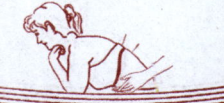

倦、消瘦、贫血或其他器官受累。跖底筋膜炎、跟腱炎和其他部位的肌腱末端病在本病常见。

（2）疾病早期疼痛多在一侧呈间断性，数月后疼痛多在双侧呈持续性。随病情进展病变由骶髂关节向腰椎、胸颈椎发展，则出现相应部位疼痛、活动受限或脊柱畸形。

（3）患者逐渐出现臀髋部或腰背部疼痛和（或）发僵，尤以卧久（夜间）或坐久时明显，翻身困难，晨起或久坐起立时腰部发僵明显，但活动后减轻。有的患者感臀髋部剧痛，偶尔向周边放射。

（4）非对称性、少数关节或单关节，以及下肢大关节的关节炎为本病外周关节炎的特征。

（5）患者可出现眼部疾病、心传导功能紊乱、胸廓活动受限、泌尿系统感染等，少数患者还可出现病理反射。

2. 穴位按摩法

（1）患者俯卧，术者用双手对患者的腰部进行捏脊疗法。沿着脊柱两侧，由上向下揉捏，手法由轻到重，以皮肤温热为宜。

（2）术者双手交叠，点按患者背部的膀胱经上的穴位及夹脊穴，力度适中，以患者耐受为宜（图6-15）。

（3）术者用按揉法在患者的腰骶部两侧的骶髂关节处反复按摩1～3分钟，并且逐次按摩八髎穴，以皮肤感到温热为宜。

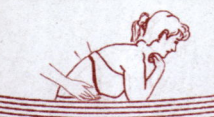

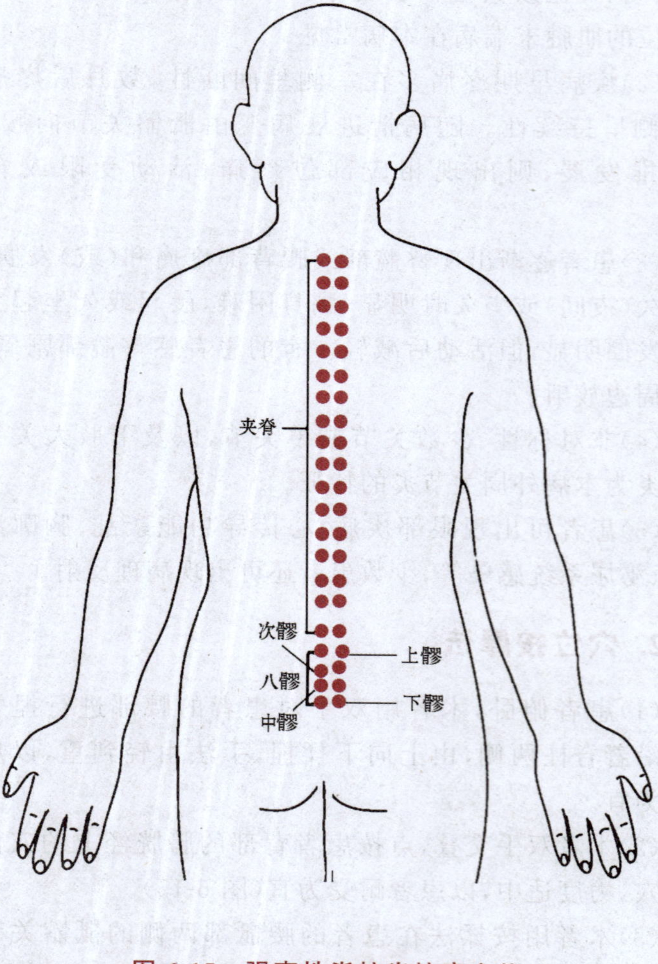

图 6-15 强直性脊柱炎按摩穴位

3. 自我按摩法

(1)如果患者有颈肩部的不适,可将右手放在风池穴的位置,由上向下推至大椎穴。力度适中,以耐受为宜,时间为1～3分钟(图6-16)。

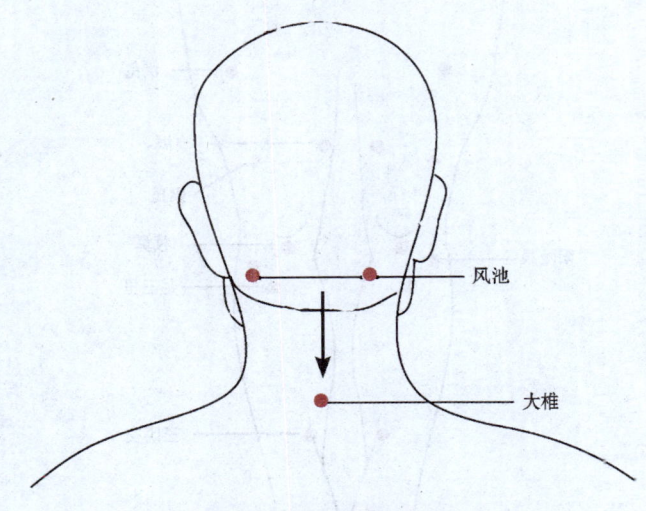

图6-16 推风池至大椎

(2)用食指指腹依次按揉腿部的髀关穴、伏兔穴和血海穴,力度适中,时间为1～3分钟(图6-17)。

(3)用拇指指腹依次按揉腿部的阳陵泉穴、足三里穴和三阴交穴,力度适中,时间为1～3分钟(图6-17)。

(4)用食指指腹依次按揉腿部的梁丘穴、犊鼻穴,力度适中,时间为1～3分钟(图6-17)。

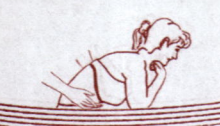

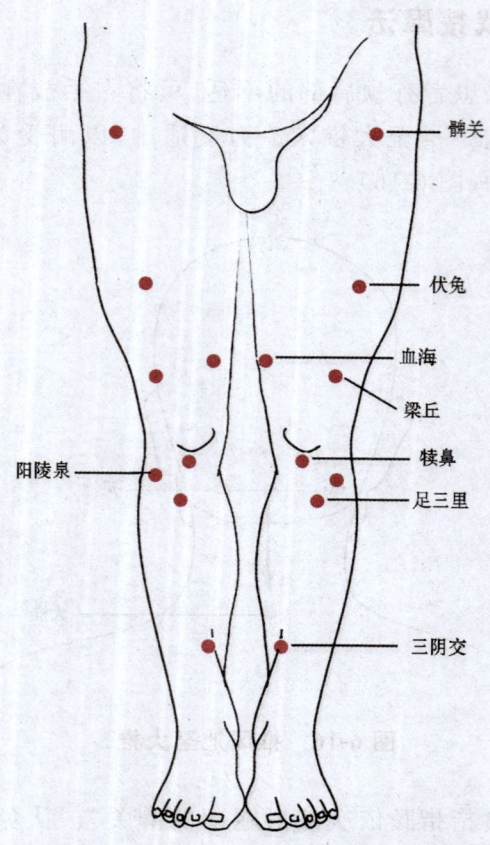

图 6-17 强直性脊柱炎自我按摩腿部穴位

4. 其他按摩法

(1)指推背部:术者站在被按摩者的左侧,四指微握拳,双手拇指相对,以拇指指腹由尾骨两侧沿脊椎骨两侧

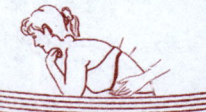

六 腰背部常见疾病按摩

用力慢推至隆骨,然后用四指勾住肩胛提肌,用爆发力向下拉一下。最后全掌着力,手竖位,沿脊椎骨两侧拉抹至后骨两侧。

(2)捏脊背:术者站在被按摩者的左侧,双手拇指和食指同时夹住脊柱正中的皮肤,从与肚脐相对的命门穴开始往下捏,将皮肤肌肉提起更好,捏一下,松一下,直至尾椎。如此捏脊4次。每日3~5次。

(3)推搓背部:术者站在被按摩者的左侧,双手微握拳,用四指的第一关节的背侧部位着力于背部。以前臂带动手部,在背部交替推搓。

(4)叩击背部:术者站在被按摩者的左侧,双手自然弯曲虚握拳。腕部放松,分别以双手四指的第一关节着力,迅速抖腕,双手交替用爆发力叩击背部。

(5)注意事项

1)对关节僵硬较重者切不可急功近利,滥施暴力,而应循序渐进为宜,以免拉伤肌肉。

2)如先使用熏洗泡敷疗法,待腰部产生温热感后,再施以手法治疗,起热快,止痛作用强,对肢体疼痛、僵硬、肌肉萎缩有较好效果;也可通过外用药物渗透,控制其炎症。由于推拿按摩可疏通经络,恢复肌肉之血液供应,改善肌肉营养代谢,故而能促进此病的恢复。

3)本病病程较长,应予多方法治疗。

5. 预防保健

(1)注意保持正确姿势,防止发生脊柱畸形和僵直。在休息时要保持适当的体位,应睡硬板床,取仰卧位,不垫枕头;在站立或坐位时,应尽量挺胸收腹;写字时桌子要高一些,椅子要矮一些。凡能引起持续性疼痛的体力活动应该避免。

(2)一般可用热疗,如热水浴、水盆浴或淋浴,矿泉温泉浴等,以增加局部血液循环,使肌肉放松,减轻疼痛,有利于关节活动,保持正常功能,防止畸形。

(3)因疼痛长期卧床的强直性脊柱炎患者,其脊柱与四肢强直较快,除全身症状严重、疼痛明显者外,均应尽量活动各关节,坚持做扩胸、深呼吸、脊柱及下肢运动等局部和全身性的功能锻炼,以防止和减轻关节粘连、僵直和肌肉萎缩。因病情严重不能起床的患者,经用药后病情会得到控制,可以在床上做些适当的功能锻炼,争取早日下地活动。

(4)注意营养,不能过量饮酒,并注意保暖。

(八)腰背部肌肉萎缩

腰背部肌肉萎缩是指腰背部肌肉体积缩小、退变,肌纤维变细甚至消失。经常按摩萎缩的肌肉周围,可促进血液循环,使肌肉能得到充足的营养,促使肌肉逐渐恢复正常,如能长期坚持按摩,对于腰背部肌肉萎缩有很好的治疗效果。

1. 临床表现

患者常表现为肌无力、萎缩、脾胃虚弱、食欲不振等。

2. 穴位按摩法

(1)拿、腰背部肌肉：患者取俯卧位，术者用拿法沿其骶棘肌的内外缘、背阔肌、腹外斜肌、臀大肌及大小腿后外侧肌群，反复操作3～5遍。然后再换滚法，沿同样的路径反复操作3～5遍。

(2)按揉腰背部：术者以掌根或小鱼际，按揉腰背部，从上至下，边揉边移动，反复操作3～5遍，以腰部皮肤感到微热为宜。然后术者以小鱼际置于腰骶部，沿其脊柱向上推揉，由下而上，反复操作5～10遍。

(3)拇指按揉：术者用拇指指端按揉肩井、肩中俞、气海俞、肩贞、天宗、天髎、曲垣、肝俞、脾俞、肾俞各20～30次。然后对各穴位及其周围实施按揉法，以有温热感产生并向全身放散为宜(图6-18)。

(4)拍打腰背部肌肉：术者用掌背击打或用虚掌拍打腰背部肌肉，重点拍打萎缩处肌肉。然后，术者用拇指端按揉患者的肝俞、脾俞、肾俞各20～30次。

3. 预防保健

(1)劳逸结合，适当进行功能锻炼。

(2)合理调配饮食结构，肌萎缩患者需要高蛋白、高能量饮食补充，提供神经细胞和骨骼肌细胞重建所必需的物质，以增强肌力、增长肌肉。

(3)注意预防感冒、胃肠炎，否则会使病情加重，病程延长。

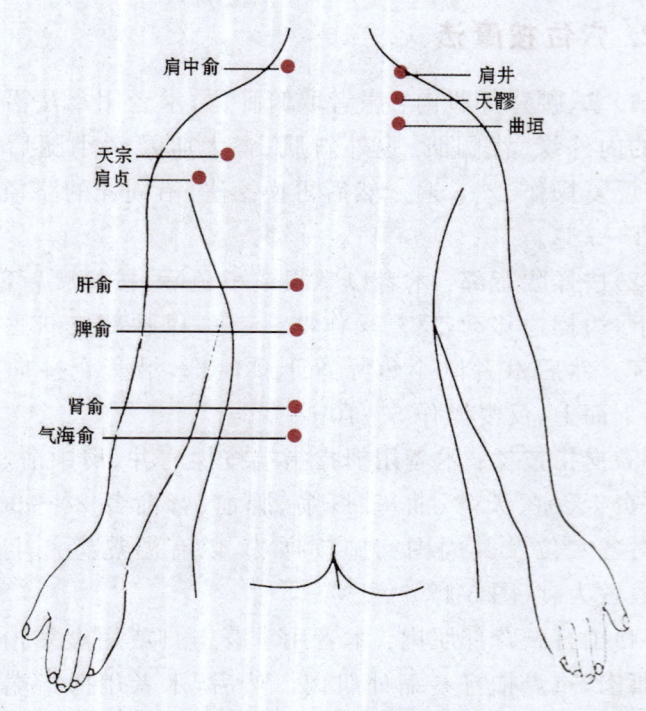

图 6-18　腰背部肌肉萎缩按摩穴位

(九)腰椎管狭窄症

腰椎管狭窄症是指因为各种原因引起的腰椎管骨性或纤维性增生、位移,并由此导致刺激和压迫脊神经根、马尾神经而引起的一系列临床症状。该病是导致腰痛及腰腿痛等常见腰椎病的病因之一,按部位可分为中央型(主椎管)

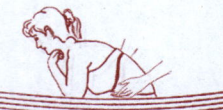

狭窄症、侧方型(侧隐窝)狭窄症及神经根管狭窄症三大类，按病因可分为先天发育性及后天继发性两种。间歇性跛行是本症的临床特征，表现为安静或休息时常无症状，行走一段距离后出现下肢痛、麻木、无力等症状，需蹲下或坐下休息一段时间后缓解，方能继续行走。随病情加重，行走的距离越来越短，需休息的时间越来越长。

1. 临床表现

(1)多发于40～60岁劳动者，男多于女，可有外伤史。

(2)60%以上的患者伴有腰背痛，相对于椎间盘突出引起的疼痛常常较轻微，并且有慢性加重的趋势，有些患者不活动时出现疼痛，活动数小时后反而减轻，但若活动过久则又可产生更加剧烈的疼痛。

(3)有明显间歇性跛行，行走数十米或百米即出现下肢酸胀、乏力、疼痛甚至麻木、步态失稳，难以继续行走。坐或下蹲休息后症状可缓解或消失，但继续行走后又可重复上述表现。很多病人喜欢走路时往前倾，这是一种为减轻疼痛的姿势性代偿。同样，患者在上山、骑自行车、上楼梯等屈曲姿势下症状也能得到减轻，在下山和脊柱后伸时加重。

(4)当狭窄严重压迫马尾神经时，表现为会阴部麻木、刺痛，大小便功能和性功能障碍等，严重影响生活质量，需要及早手术治疗。

2. 穴位按摩法

(1)患者取俯卧位，术者用手掌的大小鱼际或拇指的指端，依次点按腰部及骶部的夹脊穴、肾俞穴、腰阳关穴、大肠俞穴、八髎穴、腰俞穴（见图6-6），以及下肢的环跳穴、委中穴、承山穴、昆仑穴等（见图6-12）。

（2）患者仍取俯卧位，术者用双手拇指的指腹，推揉腰椎两侧的骶棘肌。

（3）术者手掌的掌面放置于患者腰骶关节的上方，持续用力向下按压半分钟。

（4）患者改为仰卧位，术者站在其左侧，将其左踝夹在自己右侧的腋下，左手掌搭于患肢膝关节的前侧，右肘屈曲，以前臂背侧从患肢小腿的背侧插入，搭于左前臂中1/3处，将患腿用力向下牵引1分钟，然后将左手拇指及食指的指腹相向用力，拿捏患者下肢前后侧的肌肉。

3. 自我按摩法

（1）患者端坐，两脚分开与肩同宽，先将自己的双手对搓发热后，紧贴于两侧的腰眼部位，并用力按压1分钟；随后，再将双手的手掌顺着腰椎两旁，用力做一个上下的旋转摩擦，按摩部位向上可至胸椎与肩胛骨处，向下可至尾骨尖与肛门上。

（2）患者站立，将双手拇指和食指的指腹相向用力，同时拿捏住腰椎两侧3～5寸的肌肉部位，也就是中医理论的足太阳膀胱经的循行路线，然后拿捏一下、放松一下，反复拿捏多次，直至骶尾部结束。

（3）患者取坐位，双手的手指并拢握拳，拳眼向下，或自制一个较为柔软的竹条等按摩器具，轻轻地反复敲打腰椎、骶尾骨等病变部位。

（4）患者取坐位，用拇指的指腹，逐个按压夹脊穴、肾俞穴、腰阳关穴、大肠俞穴、八髎穴、腰俞穴、环跳穴、委中穴、承山穴、昆仑穴等(见图6-6、图6-12)。如果腰部活动欠灵活,有些部位难以点按时,也可自制一个叩诊锤或点击棒,经常敲打或点按这些相关的穴位,直至穴位处出现酸、胀、麻、重等得气感觉为止。

4. 其他按摩法

(1)掌推腰部:掌推左侧时,术者站在被按摩者的左侧。双手自然平伸,掌根着力于腰部,向腰部迅速交替用力推。推完一侧换站位,再推另一侧。

(2)大鱼际旋揉腰部:术者站在被按摩者的左侧,双手自然平伸,同时用大鱼际着力于腰部,旋转手腕,使用腕力,在原部位做环状摩擦后,缓慢位移,直至皮肤发热为止。

(3)轻叩腰部:术者站在被按摩者的左侧,双手自然弯曲虚握拳,交替叩击腰椎两侧部位。在抖腕瞬间叩击,并迅速弹起,力度要轻。

(4)按揉腰部:术者站在被按摩者的左侧,掌根部紧贴于腰部皮肤,做环状按揉,直至皮肤发热为止。

(5)按揉腰痛点:患者握拳在腰部寻找压痛点,用第一指间关节或第二掌指关节进行从轻到重的按摩,时间一般为1~2分钟。如有数点压痛则分别按揉。要注意随时调整体位。

(6)叩腰:患者双手握拳,用拳的桡侧面依次叩击腰部1~2分钟。有很好的活血化瘀作用。如有不便,可用拍子拍打腰部1~2分钟。

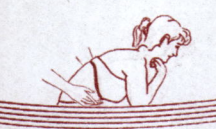

(7)注意事项

1)处于急性期时,疼痛加剧,活动受限,按摩时力度不宜太重,并用较为温和的手法进行按摩,如滚法、揉法、推法、按法等,但应避免强力推扳腰椎。

2)配合腰骶部热敷、牵引、理疗,疗效更佳。

3)若按摩治疗后症状不能缓解,则宜尽快到医院进行检查、治疗。

5. 预防保健

(1)疼痛剧烈时,除治疗外,应卧硬床休息1~2周。

(2)患者应注意腰部保暖,使用腰围护腰。即使是三伏天,在有空调的室内,也要注意不让冷气直吹腰部。

(3)腰腿痛患者,平时可利用空闲时间,在自己小腿的承山穴附近寻找压痛点,若是发现压痛点,可立即进行按压;同时一边按压一边活动自己的腰部,而且穴位处越是疼痛,越是要按压,直到穴位处疼痛明显减轻为止。

(4)注意选择合适的鞋,因为如果鞋子不合适,可能会使站姿不稳,从而使腰痛恶化。

(5)积极参加锻炼,活动腰椎关节,伸展肢体,加强腰背部肌肉的力量,预防腰椎间盘突出症。

(6)腰椎管狭窄症没有有效的预防措施。如果保持良好的坐姿和站姿,积极锻炼腰背部肌肉可能有助于减缓引起腰椎管狭窄的退行性改变,进而减缓腰椎管狭窄症的发生。

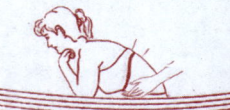

（十）梨状肌综合征

梨状肌起于第2、3、4骶椎前面,分布于小骨盆的内面,经坐骨大孔入臀部,止于股骨大粗隆。此肌因急、慢性损伤,或解剖上变异,易发生损伤性炎性改变,刺激或压迫神经,而产生腰腿痛,称为梨状肌综合征,也称坐骨神经盆腔出口综合征。通过按摩能够舒筋活血、消炎镇痛、松解粘连,使坐骨神经受卡压状态消失,达到治疗的目的。

1. 临床表现

（1）症状主要以患侧臀部及下肢坐骨神经痛为主。其疼痛症状常因受凉、走路或活动后加重,咳嗽、大便等腹压增加时,可出现小腿后外侧至足部放射痛加剧。

（2）患侧臀部疼痛,严重者可呈刀割样痛,并向下肢放射由于疼痛,患者跛行,向患侧弯曲,夜不能寐。

（3）卧床休息后,其症状可减轻。

2. 穴位按摩法

（1）患者俯卧,术者站其身旁,用掌根按揉患者臀部的疼痛处,力度由小到大,以局部肌肉放松为主,反复按摩约1分钟。

（2）在患者的梨状肌的体表投影区,术者用双手由外向内进行弹拨,力度要重,以患者的耐受为度。

（3）术者双手交叠,依次按揉患者的阿是穴、环跳穴、承扶穴、殷门穴、委中穴、承山穴、悬钟穴,力度适中,以耐受为度(图6-19)。

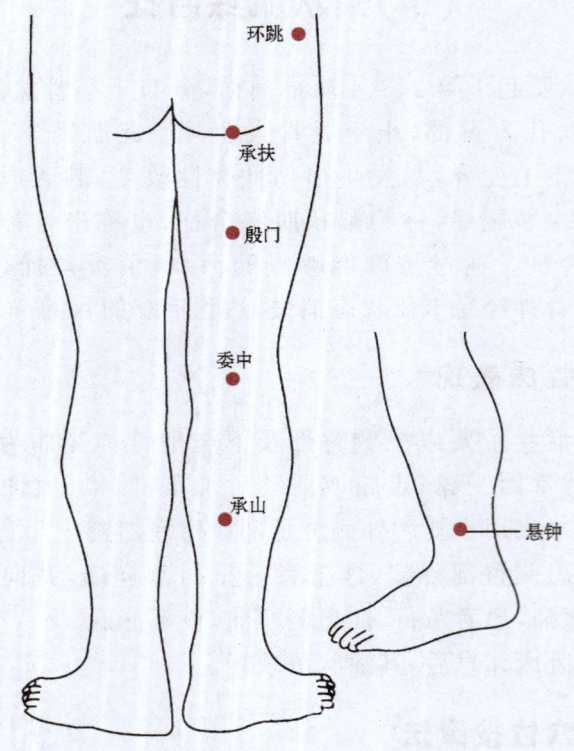

图 6-19 梨状肌综合征按摩穴位

(4)患者仰卧,术者站在其患侧,一手扶患侧膝盖,一手扶患侧踝部,顺时针、逆时针各摇动3次。

3. 自我按摩法

治疗梨状肌综合征的自我按摩穴位(图6-20)。

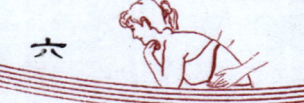

腰背部常见疾病按摩

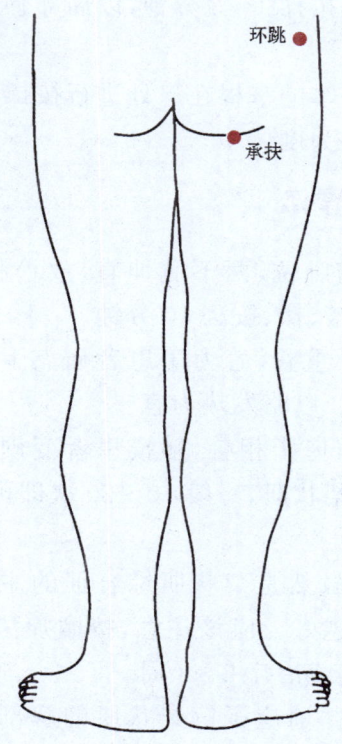

图 6-20　梨状肌综合征自我按摩穴位

（1）患者取站立位或坐位，用患侧拇指的指尖按压环跳穴、承扶穴、阿是穴等，每穴按压 10～20 秒钟，以局部感到酸胀为度。

（2）用患侧拇指的指腹对梨状肌处进行弹拨 6～10 次，以局部感到酸痛为度。

（3）用患侧拇指的指腹在环跳穴处进行由轻而重的按

揉,再由重而轻地按揉1~3分钟,以局部感到酸胀、发热、舒适为度。

(4)用患侧手掌的掌根在患处进行按揉2~3分钟,以局部感到发热、舒适为度。

4. 其他按摩法

(1)患者取俯卧位,两下肢伸直,放松腰臀部肌肉。术者在腰骶部施用㨰、揉、按法10分钟。

(2)术者两手重叠,着力于患者痛点上,用力揉推梨状肌以缓解其痉挛。以略发热为宜。

(3)术者用两拇指相叠,触摸患者变硬的梨状肌,用力深压并来回拨动梨状肌,一般10~20次即可。

(4)注意事项

1)按摩疗法虽然是梨状肌综合征的主要治疗方法,但并不是做得越多越好。应该注意,按摩疗法不需每天都做,每周2次即可,连续治疗2~3周。

2)在进行按摩前应了解梨状肌的解剖结构及位置,且使用正确的按摩手法,避免粗野蛮干,这样才能确保按摩的效果,同时可防止引起其他损伤,特别是神经损伤和肌肉损伤。

5. 预防保健

(1)局部注意保暖。患肢宜保暖,多休息,少活动。

(2)患侧臀部可坚持湿热敷。

(3)患者在日常工作劳动中,应避免再次受伤,同时应避风寒侵袭,以免加重病情。

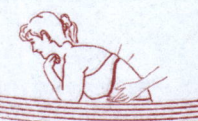

腰背部常见疾病按摩

(4)患者应停止跑步,骑车,以及其他一切可能诱发疼痛的活动。

(5)如果坐位时也有疼痛,则应取站立位或抬高患侧臀部。

七、腿部常见疾病按摩

(一) 髌骨软化症

髌骨软化症是髌骨软骨面与其相对的股骨髌面的关节软骨由于摩擦、损伤,使髌骨关节软骨面发生退变、弹性降低,出现裂纹、变性、变薄,甚至破碎、脱落等病变而形成本病。主要症状是膝关节髌骨后方疼痛,上、下楼梯及半蹲位时疼痛明显,膝关节无力,发软,有时可感到膝部不稳,有要跌倒的感觉。

1. 临床表现

(1)青年运动员较多见。初期为髌骨下疼痛,开始训练时明显,稍加活动后缓解,过久训练又加重,休息后渐消失,随病程延长,疼痛时间多于缓解,以致不能下蹲,上、下阶梯困难或突然无力而摔倒。

(2)髌骨边缘压痛。伸膝位挤压或推动髌骨可有摩擦感、伴疼痛,单纯髌骨软骨损害时,无关节积液后期形成髌骨关节骨关节病时,可继发滑膜炎而出现关节积液,此时浮髌试验阳性。病程长者,有股四头肌萎缩。

（3）初期出现膝痛或伴有膝关节的肿大，后期会出现脂肪垫或髌骨周围的软组织反应性炎性增厚或痉挛，可行理疗、中药热敷或按摩。

2. 穴位按摩法

（1）患者仰卧在床上，膝关节屈曲130°左右，术者用拇指的指腹，按揉其膝关节周围的梁丘穴、内膝眼穴、犊鼻穴、阴陵泉穴、阳陵泉穴、足三里穴、三阴交穴（图7-1）、委中穴（见图6-4）等，每穴约为半分钟。

（2）患者先取仰卧位，术者在其大腿下1/3至小腿上1/3处，以滚法按摩2分钟。然后，让患者改为俯卧位，用枕头垫在小腿部位，再在其膝关节的后侧及周围，使用滚法按摩2分钟。

（3）患者取仰卧位，术者用其手掌的小鱼际，反复按揉摩擦患者的髌骨两侧。接着，用中间三指的指端，轻叩髌骨的上下缘数分钟。然后，以手掌的掌面一按一松按压髌骨，并反复3～5次。

（4）患者取仰卧位，术者先以五指的指尖着力握住髌骨周缘，用力朝大腿和小腿方向进行上下摩动。最后，以一只手握住患者的足踝部，另一只手按住髌骨，做膝关节的伸屈活动3～5次。

（5）在患者髌骨的周围，术者用手掌的大小鱼际，反复摩擦至局部潮红发热为止。

3. 自我按摩法

（1）患者端坐，将拇指和食指间的虎口微微并拢，从踝

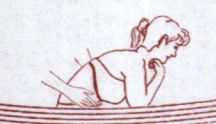

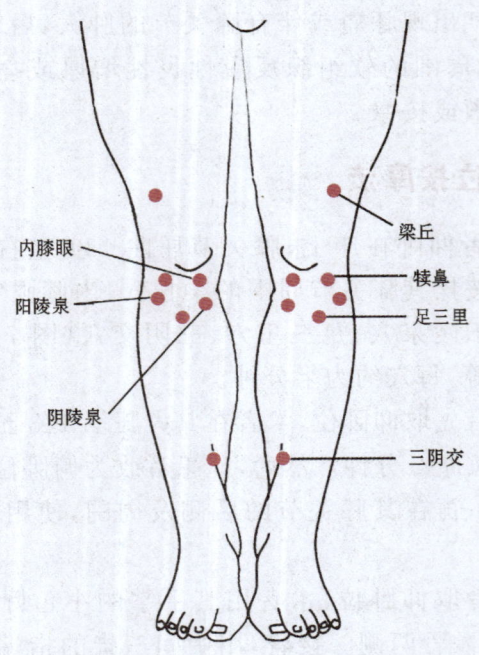

图 7-1 髌骨软化症按摩穴位

关节的两侧经膝关节至股骨上端,反复推按数分钟;或将两手的掌面紧贴膝关节内外两侧,用力上下往返搓动,以被按摩部位出现潮红发热为佳。

(2)患者端坐,用拇指与中间三指钳于髌骨两侧,指尖着力,先顺着下肢的中轴线上下反复摩擦 2 分钟,然后再按左右方向反复摩擦 2 分钟。

(3)患者将拇指放置于下肢的外侧,其余各指置于下肢的内侧,自大腿中部至足踝上部,自上而下反复揉捏 5 分钟。

4. 其他按摩法

（1）拧捏大腿：拧捏大腿时，双手应像拧毛巾一样揉捏大腿肌肉，可由膝部开始到大腿根部为止，一点一点拧捏。重复5次。

（2）按压大腿及膝正面：双手手掌掌根由膝部开始向大腿根部移动，用力按压大腿正面，重复5次。

（3）摩挲大腿及膝：双手交替用掌心从膝部摩挲至大腿根部，做10次。

（4）注意事项

1）膝关节半月板损伤持续不愈者，常常会出现大腿股四头肌不同程度的萎缩，从而导致膝关节的不稳定。因而该病患者虽然要慎用按摩手法进行强行复位，但平时可用轻柔舒缓的手法，经常按摩刺激大腿的股四头肌，以及梁丘穴、犊鼻穴、阳陵泉穴、阴陵泉穴等，以预防或减轻肌肉萎缩的发生。

2）由于膝关节内的半月板为软骨组织，所以损伤以后的恢复功能较差，而且它在膝关节的内外两侧均有分布，损伤类型有所不同；因而在家中若要施行按摩手法时，请务必慎重，千万不可因手法使用不当，引发新的损伤。

5. 预防保健

（1）在病变早期，应减少膝关节活动量，用绷带或轻便支架保护，如症状持续数月不能缓解而影响工作或生活时，可考虑手术。

（2）肿胀、疼痛突然加剧时，应行冷敷，48小时后改用湿热敷和理疗。

（3）加强关节保护。如果要锻炼应带护膝，且不要超负重，可由小渐大，匀速省力。途中应注意适当休息，并补充水分。

（4）避免长期、用力、快速屈伸运动，如膝全蹲、走斜坡、爬山及上下楼梯等活动，以减少关节磨损及受力。

（5）减少髌骨压力，改善软骨营养。髌骨软化症的发生对中老年人来说有其内在因素和外在因素。内在因素就是关节软骨本身的退变，这与年龄等因素有关。外在因素就是机械性因素对关节软骨的慢性损伤。预防髌骨软化症的发生主要是减少对髌骨关节的持续压力，改善软骨的营养。可参考如下措施：

1）主动、充分活动关节。要在不负重条件下进行，如平卧在床上主动伸、屈膝关节。坚持每天早晚各1次，每次10分钟。充分活动关节可使髌骨关节面各个部分都受到刺激，滑液营养成分能均匀渗透到软骨组织中去，并能增强关节的润滑作用。

2）防止髌骨关节面持续受压。屈膝位髌骨所受压力较大，容易损伤关节面。要避免持续性蹲位对髌骨关节面的压力。

3）石膏固定或下肢牵引治疗时，要主动行股四头肌锻炼，股四头肌舒缩时能带动髌骨上下移动，有利于软骨的营养渗透及减轻髌骨关节面的持续受压。

4）膝关节出现不适或不定位疼痛时，要考虑到早期髌骨软化症的可能，要及时休息、及时治疗，防止关节软骨退变加重。

(二)膝关节骨性关节炎

膝关节骨性关节炎是指由于膝关节软骨变性、骨质增生而引起的一种慢性骨关节疾病,包括关节软骨的剥脱、骨质增生、半月板损伤、滑膜炎等一系列改变,又称为膝关节增生性关节炎、退行性关节炎及骨性关节病等。本病多发于中老年人,也可发生在青年人身上;可单侧发病,也可双侧发病。临床主要表现:逐渐加重的膝关节疼痛、肿胀和僵立,严重者出现关节功能障碍和畸形。其病因为外伤、姿势不正、内分泌紊乱及遗传等。

1. 临床表现

(1)发病缓慢,多见于中老年肥胖女性,往往有劳累史。

(2)膝关节活动时疼痛加重,其特点是初起疼痛为阵发性,后为持续性,劳累及夜间更甚,上下楼梯疼痛明显。

(3)膝关节活动受限,甚则跛行。极少数患者可出现交锁现象或膝关节积液。

(4)关节活动时可有弹响、摩擦音,部分患者关节肿胀,日久可见关节畸形。

(5)膝关节痛是本病患者就医常见的主诉。其早期症状为上下楼梯时疼痛,尤其是下楼时为甚,呈单侧或双侧交替出现。出现关节肿大,多因骨性肥大造成,也可由关节腔积液引起。出现滑膜肥厚很少见。严重者会出现膝内翻畸形。

2. 穴位按摩法

(1)患者仰卧在床上,术者将拇指与其他四指对合,从患者大腿的上端到膝关节下方,反复揉捏数分钟。

(2)患者仰卧在床上,术者先用拇指或食指、中指的指腹,在膝关节的疼痛部位,施行轻柔的点按手法。然后,依次点按梁丘穴、委中穴(见6-4)、犊鼻穴、阴陵泉穴、阳陵泉穴等(图7-2),并反复推按髌骨的上下缘,进行上下左右方向的轻微移动。

(3)患者俯卧在床上,术者用拇指或其他手指的指腹,先按压在膝关节的疼痛部位,然后将小腿揉捏数分钟,再做轻柔的旋转,以带动膝关节的运动。

(4)若患者膝部肿胀明显,在施行上述手法后,术者用拇指指腹的前1/3部分,在膝部肿胀处施用掐法,用力大小以患者能够承受为度。因掐法刺激较大,所以使用掐法后,可再在局部轻揉数分钟,以缓解疼痛。

(5)患者坐在床上,膝下垫上薄枕,关节伸直,术者将手握成空心拳状,用手掌的小鱼际,捶击膝关节及其四周,敲击力度以患者能够承受为度,时间为3~5分钟。

3. 自我按摩法

(1)患者可坐在床上或椅凳上,用食指或拇指的指端,逐一点揉膝关节及周围的压痛点。手法可由轻至重,再由重至轻,反复多次,以促进膝部压痛点及其周围组织内水肿和炎性物质的吸收,加速关节功能的恢复。

(2)患者坐在床上或椅凳上,将两个手的掌心,分别放

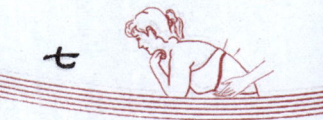

七 腿部常见疾病按摩

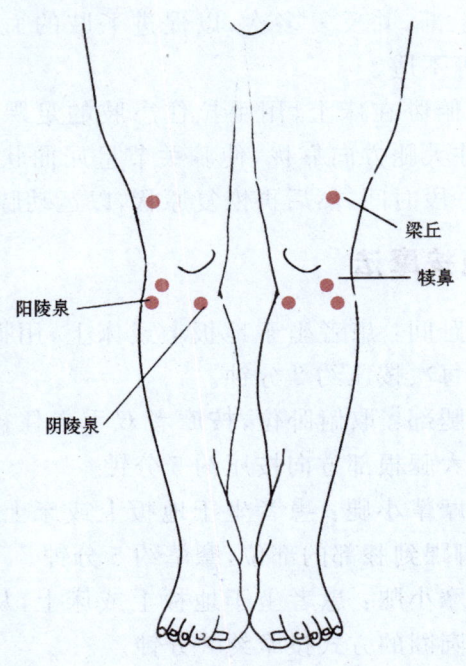

图7-2 膝关节骨性关节炎按摩穴位

在膝关节的髌骨上面,五指微微张开紧贴于髌骨四周,然后稍稍用力,均匀、和缓、有节奏地按揉髌骨,并将其向上下左右各方向轻微移动,最后再恢复至原位。如此反复数次,以解除关节粘连的可能。

(3)患者坐在床上或椅凳上,以拇指和其余四指相对用力,拿捏膝关节上方的大腿肌肉数分钟,以局部出现酸胀为度,以此增强大腿股四头肌的血液供应,预防肌肉的萎缩。

(4)患者坐在床上或椅凳上,双手合抱住大腿的上部,然后沿着大腿两侧用力向下,一直推擦到足踝处,再向上回推擦至大腿上部,并反复多次,以促进下肢的血液循环,解除肌肉酸痛等不适。

(5)患者俯卧在床上,用手拉住患肢的足踝部位,将小腿逐渐向下往大腿方向靠拢,使膝关节呈屈曲状态,并将这一状态保持一段时间,然后再恢复原状,以运动膝关节。

4. 其他按摩法

(1)按压趾间:患者坐于地板上或床上,用拇指强力按压8个趾间,每次按压约2分钟。

(2)挤压腿部:取俯卧位,按摩者双手夹住被按摩者的脚踝,然后向大腿根部方向按压约5分钟。

(3)交替摩掌小腿:患者坐于地板上或床上,双手交替向上摩掌从脚踝到膝部的部位,摩掌约5分钟。

(4)画圆摩小腿:患者坐于地板上或床上,从脚踝至膝部下方,以画圆圈的方式按摩约3分钟。

(5)按压膝后淋巴:患者屈膝,用双手的中指及无名指按压膝部的内侧。

(6)注意事项

1)患者平时应注意保暖,避免肢体关节过多劳累。

2)患者在平时要尽量避免上下楼梯,长时间下蹲、站立及远途跋涉等剧烈的对关节有损伤的运动,尤其是在关节肿胀时更应该避免。

5. 预防保健

(1)患者可配合湿热敷,每日1次,每次10分钟,水温不要太高,以免烫伤。

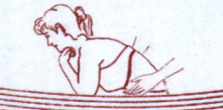

七 腿部常见疾病按摩

(2)患者可使用艾条悬灸,每日1次,每次10分钟,可与热敷交替使用,或早晚各1次。

(3)患者平时在家中可坐在椅凳上,两膝关节屈曲、小腿放松下垂,双足平放在地板上,然后将双手呈半握拳状,以手掌的尺侧面在膝部及四周,反复地轻轻拍打数分钟,以疏经通络、行气活血,促进膝关节功能的自我恢复。

(4)为了达到锻炼的目的,患者可以选择游泳、骑车、做体操等关节负重较轻的运动。

(三)风湿性膝关节炎

风湿性关节炎是一种常见的急性或慢性结缔组织炎症,可反复发作并累及心脏。临床以关节和肌肉游走性酸楚、重着、疼痛为特征,属变态反应性疾病,是风湿热的主要表现之一,多以急性发热及关节疼痛起病。典型表现为:轻度或中度发热,游走性多关节炎,受累关节多为膝、踝、肩、肘腕等大关节,常见由一个关节转移至另一个关节,病变局部呈现红肿、灼热、剧痛。部分患者也有几个关节同时发病,不典型的患者仅有关节疼痛而无其他炎症表现,急性炎症一般于2~4周消退不留后遗症,但常反复发作。若风湿活动影响心脏则可发生心肌炎,甚至遗留心脏瓣膜病变。

1. 临床表现

(1)关节红、肿、热、痛明显,不能活动,发病部位常常是膝、髋、踝等下肢大关节,其次是肩、肘、腕关节,手足的小关节少见。

(2)疼痛游走不定,一段时间是某个关节发作,一段时间是另一个关节不适,但疼痛持续时间不长,几天就可消退。

(3)血化验血沉加快,抗"O"滴度升高,类风湿因子阴性。

(4)治愈后很少复发,关节不留畸形,有的患者可遗留心脏病变。

2. 穴位按摩法

(1)患者仰卧,术者站在旁边,用一手掌面紧贴患者髌骨(膝盖骨)上方,做向左转或右转单方向环形摩擦,用力由小渐大,时间为2~3分钟。

(2)术者接着用一手或两手的拇指与其余四指相对用力、掐捏患者患侧股四头肌(大腿前部肌肉)自膝上至大腿根部位往返掐捏5~6次,用力由轻逐渐加重。

(3)术者用拇指、食指点按患者膝盖周围的压痛点,用力由轻渐重,再由重减轻,时间约1分钟。

(4)术者用拇指指腹点按患者的血海穴、阴陵泉穴、阳陵泉穴和足三里穴,力度适中,每穴每次1分钟(图7-3)。

3. 自我按摩法

(1)患者取坐位,用双手拇指端按揉犊鼻穴、内膝眼穴等,用力先轻渐重,每个穴位按揉半分钟至1分钟,直至酸麻胀痛为宜。

(2)双手掌心抱住膝关节内外侧,然后做快速的搓揉动作10~20次。

(3)将双手掌根放在膝关节两侧,从股四头肌至小腿中

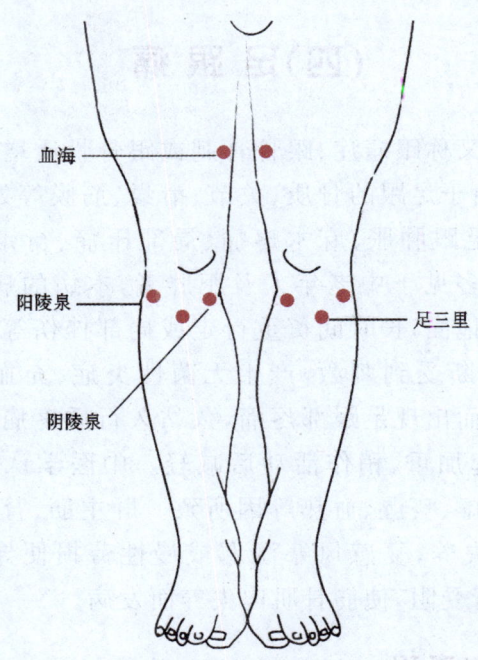

图 7-3　风湿性膝关节炎按摩穴位

下部摩擦,每次 3 分钟,以感到温热感为宜。

(4)患者取坐位或仰卧位,膝关节一屈一伸,幅度由小到大,连续屈伸 5～10 次。

(5)注意事项。风湿性膝关节炎的患者做股四头肌及膝关节功能训练时,应注意锻炼的时机,锻炼的时候要循序渐进,运动要缓慢稳健,运动量也不宜过大。

(四)足跟痛

足跟痛又称跟痛症、跟骨骨刺或跟骨骨质增生,是一种常见病,是由于足跟的骨质、关节、滑囊、筋膜等处病变引起的疾病,以足跟肿胀、麻木疼痛、局部压痛、行走困难为特征。足跟痛多见于中老年人及肥胖者,本病的病因多为长期站立于硬地面,长时间负重行走或局部挫伤等,使足跟部周围组织不断受到刺激,产生无菌性炎症、充血、水肿、退变、增生等,而出现足跟部疼痛,久站久行后疼痛加重,休息后减轻,晨起加重,稍作活动后减轻。中医学认为,足跟痛多因肝肾阴虚、痰湿、血热等因所致。肝主筋、肾主骨,肝肾亏虚,筋骨失养,复感风寒湿邪或慢性劳损便导致经络瘀滞,气血运行受阻,使筋骨肌肉失养而发病。

1. 临床表现

(1)足跟疼痛剧烈,疼痛部位一般都很局限,足跟部有明显压痛点。

(2)晨起下地活动疼痛严重,活动后疼痛减轻,但久站久行疼痛又加重。

(3)部分患者足跟部轻度肿胀。

(4)X线片多数可见跟骨骨质增生。

(5)临床上以足跟底部肿胀、压痛及足跟不能着地行走为主要特征。

2. 穴位按摩法

（1）患者俯卧，全身放松，术者站在其身后，先用拇指的指腹，从患者的小腿腓肠肌至跟骨底部，由上而下交替拿捏按揉数次，随后点按委中穴、承山穴、昆仑穴、申脉穴、丘墟穴、解溪穴、太溪穴等，以及足踝和跟部疼痛处的阿是穴（图7-4）。

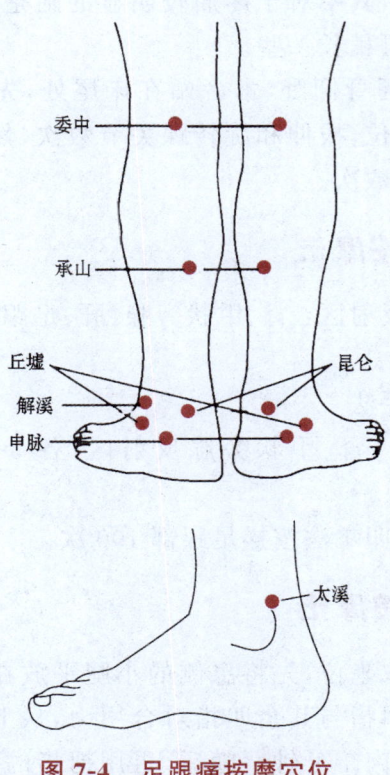

图7-4 足跟痛按摩穴位

(2)患者俯卧,术者先用双手拇指的指腹,从足跟部位沿着足底跖筋膜到足尖处,反复摩擦按揉数遍使其发热,再用手指的指端,在与跖筋膜呈垂直的方向上,轻轻地弹拨数次。

(3)患者俯卧,患肢的膝关节屈曲,足底向上,术者先对患者的足跟及其周围部位,反复施用拿手法。然后,将双手拇指的指腹重叠在一起,由后向前、从外向内,依次按压足跟部位1分钟,其中对于疼痛较明显的阿是穴,按压的力量可稍重,时间可稍长一些。

(4)患者翻身仰卧,术者站在床尾处,先将双手握住其患侧的足跟部位,拔伸和旋转踝关节数次,然后再嘱患者自行活动踝关节数次。

3. 足部按摩法

(1)有效反射区:肾、甲状旁腺、肝、足跟部等反射区(图7-5)。

(2)按摩手法

1)按揉肝、肾、甲状旁腺反射区,各 30～50 次,力度稍重。

2)单食指叩拳法按揉足跟部 100 次。

4. 自我按摩法

(1)患者取坐位,先将患侧的小腿平放在对侧肢体的膝关节上,再用拇指与其余四指对合用力,从上到下反复拿捏患侧的小腿肌肉 1 分钟。随后,再用拇指的指腹,对小腿的委中穴、承山穴、昆仑穴,足踝的申脉穴、丘墟穴、解溪穴、太

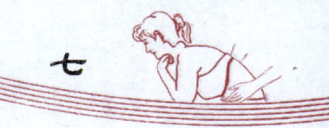

七 腿部常见疾病按摩

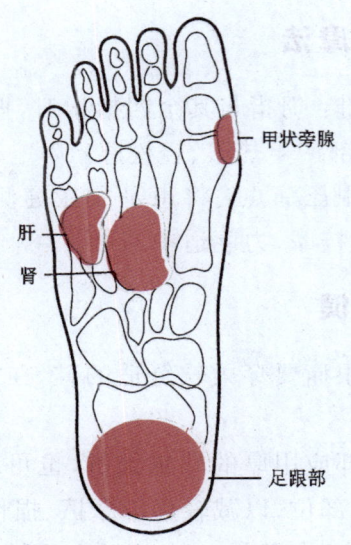

图 7-5　足跟痛足部反射区

溪穴等,用力按揉 1 分钟(见图 7-4)。

（2）患者仍取坐位,先将患侧的小腿平放在对侧肢体的膝关节上,随即用手固定住患肢的足踝部位,再用拇指与其余四指对合,用力揉捏疼痛的足跟 1 分钟。最后,用手揑住患足的足趾处,按照先顺时针方向,再逆时针方向的顺序,用力摇动足踝关节 1 分钟。

（3）患者仍取坐位,先将患侧的小腿平放在对侧肢体的膝关节上,然后用软橡皮锤或将手成半握拳的状态,由轻渐重、由重渐轻地敲击患侧足跟的疼痛部位 5～10 分钟。

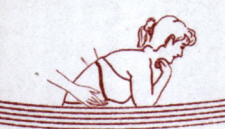

5. 其他按摩法

(1)捏拿跟腱:拇指与其余四指相对,捏拿跟腱、足跟部2~3分钟,使局部产生热胀、轻松感。

(2)掌摩足跟压痛点:将患足放在健侧膝关节上,用掌根部在压痛部位按摩,力度适中即可。

6. 预防保健

(1)防治足跟痛要穿柔软舒适的鞋,在家中最好穿富有弹性的拖鞋。

(2)在足跟部应用厚的软垫保护,也可以应用中空的跟痛垫来空置骨刺部位,以减轻局部摩擦、损伤。

(3)温水泡脚,有条件时辅以理疗,可以减轻局部炎症,缓解疼痛。

(4)天气转冷时要注意足部保暖,防止风寒潮湿的侵袭。

(5)经常做脚底蹬踏动作,增强跖腱膜的张力,加强其抗劳损的能力,减轻局部炎症。

(6)适度参加户外活动也能很好地预防足跟痛。

(7)足跟痛营养防治及食疗。① 补充维生素 B_6,可帮助钙质吸收和预防骨刺的形成。② 补充维生素 C。③ 多食含钙的食物。④ 多食含镁的食物,如蔬菜、谷类、肉类、豆类及豆制品。⑤ 避免食用酒精、咖啡、糖类食品,以防止机体恢复过程中发生的障碍,保护体内矿物质的平衡。

腿部常见疾病按摩

（五）膝关节痛

膝关节为人体构造最复杂，损伤机会也较多的关节。膝关节痛大多是由于膝关节磨损后，关节软骨和关节周围的肌腱、韧带等组织退变所致。其发病缓慢，多见于中老年肥胖女性，往往有劳累史。急性期还可能会出现膝关节红肿疼痛、不能行走等症状。足部按摩对本病有一定的疗效。

1. 临床表现

主要临床表现是膝关节酸痛和活动不灵活；活动时疼痛加重，其特点是初起疼痛为阵发性，后为持续性，劳累及夜间更甚，上下楼梯时疼痛明显，尤其是下楼，严重者出现膝内翻畸形。

2. 穴位按摩法

常用治疗膝关节痛的穴位（图7-6）。

（1）按揉鹤顶：屈膝，用食指指腹按于鹤顶穴（髌骨上缘中间凹陷处）上，顺时针按揉2～3分钟，以局部有明显的酸胀感为佳。

（2）拿揉膝眼：屈膝，用拇指和食指指腹用力拿揉膝眼穴（屈膝时膝盖左右两个凹窝处），力度要大，以能忍受为度，每次3分钟左右。

（3）按压梁丘：用双手拇指指腹按压梁丘穴，力度要稍大，每次2分钟，以局部感到酸胀为佳。

（4）按揉血海：用拇指指腹按于血海穴上，用力按揉2

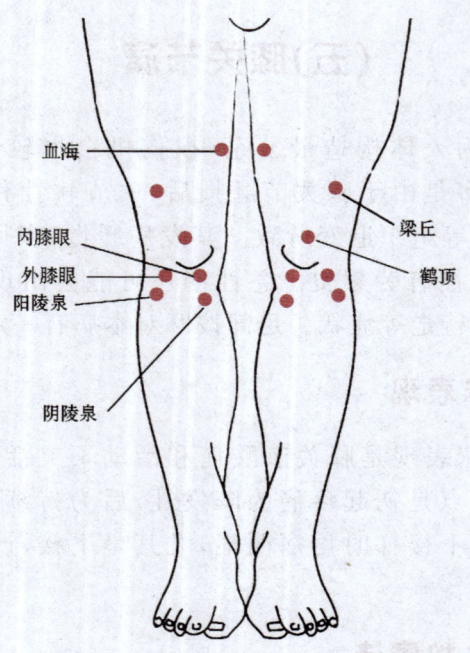

图 7-6 膝关节痛按摩穴位

分钟,以局部有酸胀感为度。

(5)点按委中:用食指、中指点按委中穴 10 秒,然后放松 3 秒,如此反复 5~8 次,然后轻轻揉动 2 分钟,以感到酸胀为度(见图 6-4)。

(6)点按阴陵泉:将食指指端放在阴陵泉穴(从膝关节内侧向下摸到的骨性突起的前下方凹窝处)上,先顺时针方向按揉 2 分钟,然后再点按 30 秒,以感到酸胀为度。

(7)按揉阳陵泉:用拇指以顺时针方向按揉阳陵泉穴约 2 分钟,然后再逆时针方向按揉 2 分钟。

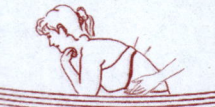

3. 足部按摩法

（1）有效反射区：肾、输尿管、膀胱、肝、膝关节反射区（图7-7）。

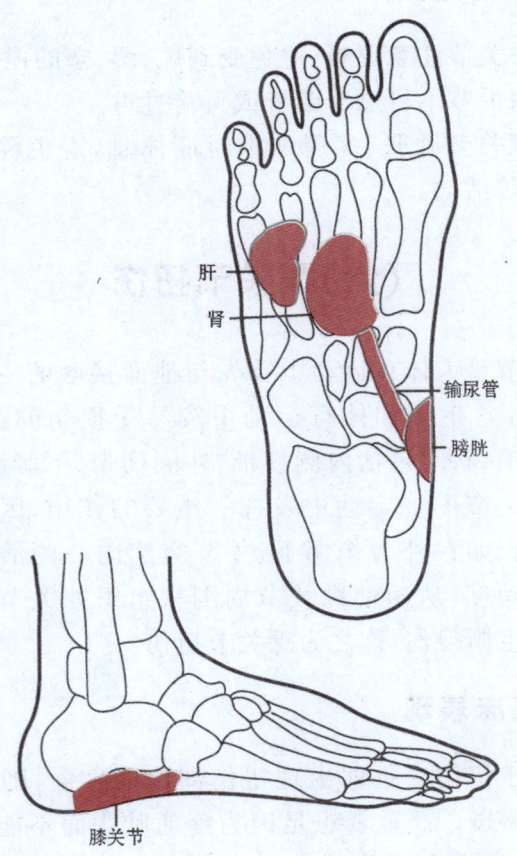

图7-7 膝关节痛足部反射区

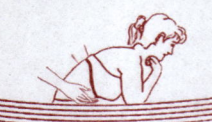

(2)按摩手法

1)按压肾、输尿管、膀胱反射区3～4次。

2)按压肝、膝关节反射区各3～5分钟。

4. 预防保健

(1)膝关节注意保暖,避免受到风、湿、寒的侵袭。

(2)膝关节不可过于劳累或负荷过重。

(3)膝关节肿胀、疼痛加重时应休息,避免深蹲、负重、上下楼梯等活动。

(六)踝关节扭伤

踝关节是人体在运动中首先与地面接触的主要负重关节,也是日常生活和体育运动中较易受损伤的关节之一。踝关节周围韧带(包括内侧韧带、外侧韧带、下胫腓韧带等)在保持踝关节的稳定性中发挥了重要的作用,因而也较易受到损伤。如在外力作用下,关节突然向一侧活动超过其正常的活动度,从而使踝关节周围软组织如关节囊、韧带、肌腱等发生撕裂伤,称之为踝关节扭伤。

1. 临床表现

患者于扭伤后迅即出现扭伤部位的疼痛,随后出现肿胀及皮肤瘀斑。严重者患足因为疼痛肿胀而不能活动。外踝扭伤时,患者在进行足内翻时疼痛症状会加剧。内侧三角韧带损伤时,患者在尝试行足外翻时疼痛症状会加剧。

2. 穴位按摩法

踝关节扭伤按摩穴位见图 7-8。

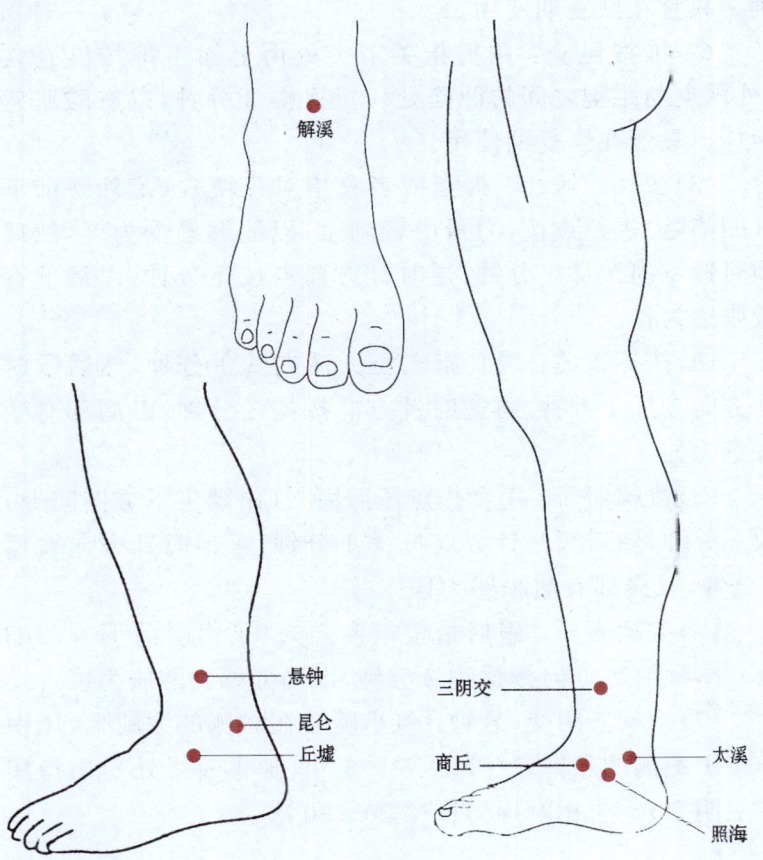

图 7-8 踝关节扭伤按摩穴位

(1)掐压解溪：用拇指指尖向内掐压解溪穴（位于足背与小腿交界处，两条肌腱之间）10秒，然后放松5秒，注意要反复操作，以局部有酸胀感为佳，每天早晚各1次，每次3分钟。只宜在恢复期使用。

(2)推按昆仑：用拇指关节突处由上而下推按昆仑穴（外踝夹与跟腱之间的凹陷处），每次推3分钟，以有酸胀感为佳。只能在恢复期使用。

(3)按揉丘墟：以拇指或者食指对丘墟穴（足外踝前下方凹陷处）进行点按，力量由轻到重，以能够忍受为度，然后顺时针方向按揉1分钟，逆时针方向点按1分钟，以局部有酸胀感为佳。

(4)按揉太溪：用食指点压太溪穴约1分钟，然后顺时针方向按揉1分钟，再逆时针方向按揉1分钟，以局部有酸胀感为佳。

(5)按揉照海：用食指点压照海穴（内踝尖下方凹陷处）约7分钟，然后顺时针方向按揉1分钟，再逆时针方向按揉1分钟，以局部有酸胀感为佳。

(6)按揉商丘：用拇指按于商丘穴（足内踝前下方凹陷处）上，顺时针方向按揉约2分钟，以局部感到酸胀为度。

(7)按揉三阴交、悬钟：将小腿放在对侧的大腿上，用中指按于患侧的悬钟穴（外踝尖上3寸，腓骨前缘处），拇指按在三阴交穴上，相对用力按揉20~30次。

3. 预防保健

(1)练习下肢柔韧性、平衡能力、本体感觉和肌肉力量，以增强稳定性和灵敏度。

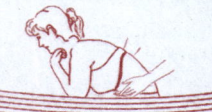

(2)运动前要做好充分的热身准备活动,运动时可佩戴护具限制关节的过度活动。

(3)踝关节不稳者平日行走于不平路面或参加运动时可穿高帮鞋,以提供踝关节的保护支持。

(七)小腿抽筋

小腿抽筋在医学上被称为腓痉挛,是因为腿肚的腓肠肌痉挛而引起腿部抽筋,并伴有剧痛,令人暂时不能动弹。发生在小腿和脚趾的肌肉痉挛最常见,发作时疼痛难忍,尤其是半夜抽筋时往往把人痛醒,有好长时间不能止痛,且影响睡眠。临床表现为小腿肌肉如腓肠肌突然变得很硬,疼痛难忍,可持续几秒到数十秒钟之久。常见原因主要有寒冷刺激、肌肉连续收缩过快、出汗过多、疲劳过度和缺钙。抽筋的真正原因目前尚未确知,大多数的研究结果证明,肌肉抽筋是起因于神经或神经肌应激阈值降低,使得肌肉的神经行动频率突然增加,造成肌肉强直收缩。

1. 临床表现

(1)腿部一组或几组肌肉突然剧烈地不自主地收缩,变得很硬,疼痛难忍。

(2)抽筋虽然仅持续几分钟,但是发作过后肌肉的不适感或触痛可以持续几个小时。

2. 穴位按摩法

（1）患者俯卧在床，术者可先将拇指与其余四指对合，用力拿捏患者整个小腿后侧的肌肉1分钟，以放松紧张的肌肉，随后强力按压发生痉挛的肌肉部位，有镇静神经、缓解和止痛作用。

（2）患者俯卧，术者先将拇指指端放在患者膝关节后侧的腘窝上，拇指放在髌骨前方，用力揉按委中穴（见图6-4）1分钟，再将拇指的指腹放在患肢小腿外侧，其余四指附于膝盖上，用力按揉阳陵泉穴（见图3-1）1分钟。

（3）患者俯卧，术者先用拇指指尖向下用力掐压承山穴1分钟，再用拇指或中指的指腹，分别按压承山穴、昆仑穴（图7-9）各1分钟。

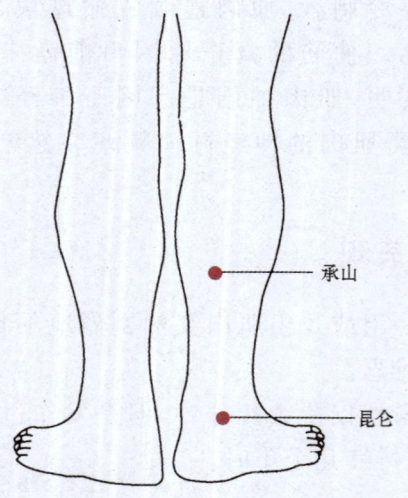

图7-9　小腿抽筋按摩穴位

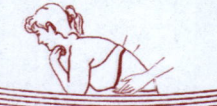

腿部常见疾病按摩 七

3. 自我按摩法

(1)小腿抽筋时,患者改卧为坐,尽量伸直抽筋的小腿,然后用自己的拇指,从腘窝到跟腱处,用力拿捏按揉小腿肌肉数分钟,至小腿肌肉放松为止。

(2)患者取站位,用食指和中指的指端,用力点揉膝关节后侧腘窝中央的委中穴1~2分钟,以局部出现酸胀感为好。

(3)患者取坐位,先用拇指指端,用力按压承山穴(位于小腿伸直时肌肉"人字形"凹陷处),再按压昆仑穴(位于外踝尖与跟腱间凹陷处)。两穴的按压时间为2~3分钟。

(4)患者取坐位,先用拇指用力左右弹拨跟腱数次,两手再相对用力搓揉小腿肌肉2~3分钟。

(5)患者取坐位,将手的五指自然并拢,掌指关节微屈,呈空心掌状,以手掌的掌面有节奏地轻轻拍打小腿2~3分钟。

(6)注意事项。按压承山穴的主要作用是缓解肌肉疲劳,尤其对治疗登山或长时间运动之后产生的小腿酸痛、抽筋效果很好。按摩的时候,力度应该缓慢增加,不能一开始就用很大的力,否则容易造成损伤。

4. 预防保健

(1)要驱寒保暖,不让局部肌肉受寒。
(2)注意睡眠姿势。
(3)走路或运动时间不可过长。
(4)要加强体育锻炼,锻炼时要充分做好准备活动,让

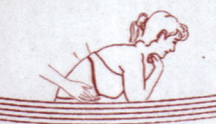

身体都活动开,使下肢的血液循环顺畅,就能避免腿抽筋。

(5)必要时补充一些维生素E。

(6)适当补钙,多食含乳酸和氨基酸的奶制品、瘦肉等食品。